U0924649

新编检验医学思维与实践

主编　乔富浩　刘奉伟　肖　林　张清萍

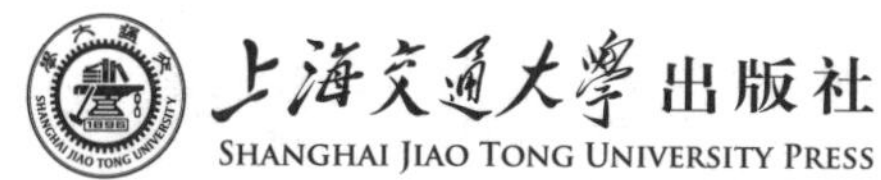
上海交通大学出版社
SHANGHAI JIAO TONG UNIVERSITY PRESS

内容提要

本书编写以“理论基础与临床实践相结合”为原则，内容既涵盖了常用的检验技术，又对临床常涉及的多种检验项目进行了详细讲解。本书内容丰富、资料翔实、结构合理，兼具科学性、专业性与实用性，反映了检验医学的现状和趋势，可作为广大检验科工作者的参考书。

图书在版编目（CIP）数据

新编检验医学思维与实践 / 乔富浩等主编. --上海 ：上海交通大学出版社，2023.12

ISBN 978-7-313-28923-0

Ⅰ. ①新… Ⅱ. ①乔… Ⅲ. ①医学检验 Ⅳ. ①R446

中国国家版本馆CIP数据核字（2023）第109239号

新编检验医学思维与实践

XINBIAN JIANYAN YIXUE SIWEI YU SHIJIAN

主　　编：乔富浩　刘奉伟　肖　林　张清萍
出版发行：上海交通大学出版社
邮政编码：200030
印　　制：广东虎彩云印刷有限公司
开　　本：710mm × 1000mm 1/16
字　　数：221千字
版　　次：2023年12月第1版
书　　号：ISBN 978-7-313-28923-0
定　　价：198.00元

地　　址：上海市番禺路951号
电　　话：021-64071208
经　　销：全国新华书店
印　　张：12.75
插　　页：2
印　　次：2023年12月第1次印刷

版权所有 侵权必究
告读者：如发现本书有印装质量问题请与印刷厂质量科联系
联系电话：010-84721811

编委会

主　编

乔富浩（山东省新泰市中医医院）

刘奉伟（山东省枣庄市市中区人民医院）

肖　林（山东省潍坊市疾病预防控制中心）

张清萍（山东省济南市历下区第三人民医院）

副主编

杨霞霞（山东省济宁医学院附属医院）

倪玉文（山东省枣庄市山亭区人民医院）

梅玲华（湖北省宜昌市优抚医院）

吴永军（山东省临朐县海浮山医院）

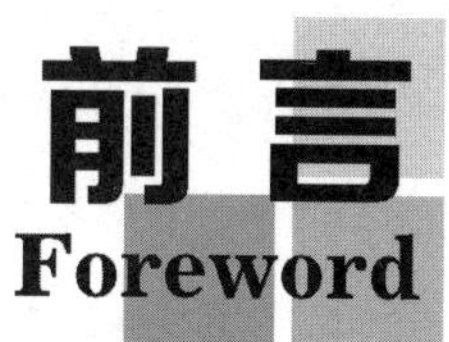

前言

Foreword

随着现代临床医学技术的快速发展，检验医学与临床诊疗之间的联系越来越密切，临床检验项目的合理选择与应用是临床专病诊治路径的重要支撑。临床医学的诊治决策要求检验医学提供的检验结果具有高效性、准确性和经济性；同时，快节奏的诊疗流程还要求医学检验人员具有向临床医师对检测结果做出科学的解释和提供临床咨询的能力与水平。

现代化的临床医学实验室具有的自动化检验设备和高科技的分析技术，几乎可以检测患者体液中的各种物质。然而，面对众多的实验项目和复杂的检验结果，检验科工作者需要共同努力去解决一些实际问题：根据患者的主要临床表现需要选用哪些检查；这些检查的影响因素有哪些；检验结果在帮助解释临床症状时的指导价值有多大；临床实验室技术人员应该如何根据医师的需求提供合理的实验与分析。因此，为帮助临床检验工作人员掌握该领域的最新研究和应用进展，明确各类检验项目操作的关键环节与技术要求，理解不同类型检验项目对疾病诊疗的作用，我们特邀请一批经验丰富的检验医学专家编写了这本《新编检验医学思维与实践》。

本书以“经典、前沿、实用，理论与技术并重”为原则进行编写，希望能在临床疾病诊疗和检验医学两大学科之间架起桥梁，加强学科间的沟通、交流，促进共同发展与进步。内容上强调先进性与实用性，将现代检验医学的新理论、新方法、新技术融入具体检验项目的讲解之中，较为全面地叙述了多种检验项目的操作要点，以及相应的临床诊断意义，展示了当前的检验医学水平。本书内容较为丰富，文字描述清晰，并结合图表进行阐述，适合广大检验科工作者、医学院校学生参考阅读。

编者在临床实践之余，怀揣着对检验工作的满腔热忱，希望能将自己的点滴经验呈现给广大同行。但限于编写水平有限，加之编写时间仓促，书中难免存在不足之处，真诚希望各位读者批评指正。

《新编检验医学思维与实践》编委会

2022年10月

目录

Contents

第一章　红细胞检验

第一节　红细胞形态检验

一、检验原理

红细胞形态检查与血红蛋白测定、红细胞计数结果相结合，可粗略推断贫血原因，对贫血的诊断和鉴别诊断有很重要的临床价值。将细胞分布均匀的血涂片进行染色(如瑞氏染色)后，根据各种细胞和成分各自的呈色特点，在显微镜下进行观察和识别。

二、方法学评价

血涂片观察一方面用于估计血细胞的相对数量，作为仪器质控方法之一；另一方面，通过形态学识别，可用于初步判断贫血原因。但制片不当，常使细胞鉴别发生困难，甚至产生错误结论。

三、质量控制

(1)选择细胞分布均匀的区域。

(2)注意检查顺序的完整性：应先在低倍镜下估计细胞分布和染色情况，再用油镜观察血膜体尾交界处的细胞形态，同时浏览是否存在其他异常细胞，如幼稚细胞或有核红细胞等，有时异常成分常集中分布在血涂片边缘，应注意观察。

四、参考值

瑞氏染色血涂片中可见成熟红细胞形态为双凹圆盘形，细胞大小一致，平均直径为7.2 μm，呈淡粉红色，中央 1/3 为生理性淡染区，胞质内无异常结构。

五、临床意义

(一)红细胞大小改变

1.小红细胞

小红细胞指直径<6 μm 的红细胞。正常人偶见。小红细胞血红蛋白合成障碍，生理性淡染区扩大，见于缺铁性贫血、珠蛋白生成障碍性贫血；小红细胞血红蛋白充盈良好，生理性淡染区消失，见于遗传性球形细胞增多症。

2.大红细胞

大红细胞指直径>10 μm 的红细胞，为未完全成熟红细胞，体积较大，因残留脱氧核糖核酸，瑞氏染色后呈多色性或嗜碱性点彩。大红细胞见于巨幼红细胞贫血、溶血性贫血、恶性贫血等疾病。

3.巨红细胞

巨红细胞指直径>15 μm 的红细胞，因叶酸、维生素 B_{12} 缺乏使幼稚细胞内 DNA 合成不足，不能按时分裂，脱核后成为巨大红细胞，血涂片还可见分叶过多的中性粒细胞。巨红细胞见于巨幼红细胞贫血。

4.红细胞大小不均

红细胞间直径相差 1 倍以上，大者可达 12 μm，小者仅 2.5 μm，与骨髓粗制滥造红细胞有关。红细胞大小不均见于严重的增生性贫血(如巨幼红细胞贫血)。

(二)红细胞内血红蛋白含量改变

1.正常色素性

红细胞呈淡红色，中央有生理性浅染区，见于正常人及急性失血、再生障碍性贫血、白血病等疾病。

2.低色素性

红细胞中央生理性浅染区扩大，成为环形红细胞，提示血红蛋白含量明显减少，见于缺铁性贫血、珠蛋白生成障碍性贫血、铁幼粒细胞性贫血、某些血红蛋白病等疾病。

3.高色素性

红细胞中央浅染区消失，整个红细胞染成红色，胞体增大，平均红细胞血红蛋白含量增高，平均血红蛋白浓度正常，见于巨幼红细胞贫血。

4.多色性

多色性是尚未完全成熟的红细胞，胞体较大，胞质内尚存少量嗜碱性物质，红细胞染成灰红色或淡灰蓝色，见于正常人(占 1%左右)及骨髓造红细胞功能活跃者(如溶血性或急性失血性贫血)。

5.细胞着色不一

同一血涂片同时出现低色素、正常色素性两种细胞,又称双形性贫血,见于铁粒幼红细胞性贫血。

(三)红细胞形状改变

1.球形红细胞

细胞中央着色深、体积小、直径与厚度比<2.4∶1(正常值为3.4∶1),球形红细胞气体交换功能较正常红细胞为弱,且容易导致破坏、溶解,见于遗传性和获得性球形细胞增多症(如自身免疫溶血性贫血、直接理化损伤如烧伤等)患者和小儿。

2.椭圆形红细胞

细胞呈椭圆形、杆形,两端钝圆,长轴增长,短轴缩短,长是宽的3~4倍,长径为12.5 μm,横径为2.5 μm。其红细胞生存时间一般正常或缩短,血红蛋白正常,与遗传性细胞膜异常基因有关,细胞成熟后呈椭圆形,置于高渗、等渗、低渗、正常血清内,其椭圆形保持不变。椭圆形红细胞见于遗传性椭圆形细胞增多症(可达25%~75%)、大细胞性贫血(可达25%)、缺铁性贫血、骨髓纤维化、巨幼红细胞贫血、镰形细胞性贫血者及正常人(约占1%,不超过15%)。

3.靶形红细胞

细胞中央染色较深,外围为苍白区域,而边缘又深染,形如射击之靶。中央深染区有时呈细胞边缘延伸的半岛状或柄状。靶形红细胞直径比正常红细胞大,但厚度变薄,由红细胞内血红蛋白化学成分发生变异和铁代谢异常所致,形成过程如下:红细胞中血红蛋白溶解成镰状或弓形空白区,随后弓形空白区两端继续弯曲延伸,形成环形透明带,细胞生存时间约为正常细胞的一半或更短。靶形红细胞见于各种低色素性贫血(如珠蛋白生成障碍性贫血)、阻塞性黄疸及脾切除术后患者。

4.口形红细胞

细胞中央有裂缝,中央淡染区呈扁平状,似张开的口形或鱼口,细胞有膜异常,Na^+通透性增加,细胞膜变硬,使脆性增加,细胞生存时间缩短。口形红细胞见于口形红细胞增多症、小儿消化系统疾病引起的贫血、酒精中毒、某些溶血性贫血、肝病患者和正常人(<4%)。

5.镰形红细胞

细胞呈镰刀状、线条状或L、S、V形等,是含有异常血红蛋白的红细胞。在缺氧情况下,溶解度减低,形成长形或尖形结晶体,使细胞膜发生变形。检查镰形红细胞时,需加还原剂(如偏亚硫酸钠)后观察。镰形红细胞见于镰状细胞贫血患者。

6.棘红细胞

细胞表面有针状突起、间距不规则、长和宽不一,见于遗传性或获得性 β-脂蛋白缺乏症(高达 70%～80%)、脾切除术后、酒精中毒性肝病、尿毒症。需与皱缩红细胞(锯齿状红细胞)鉴别,皱缩红细胞边缘呈锯齿形、排列紧密、大小相等、外端较尖。

7.裂红细胞

裂红细胞为红细胞碎片或不完整红细胞,大小不一、外形不规则,呈刺形、盔形、三角形、扭转形等,是细胞通过阻塞的、管腔狭小的微血管所致。裂红细胞见于弥散性血管内凝血、微血管病性溶血性贫血、重型珠蛋白生成障碍性贫血、巨幼红细胞贫血、严重烧伤者和正常人(<2%)。

8.缗钱状红细胞

红细胞互相连接如缗钱状,是血浆中某些蛋白(纤维蛋白原、球蛋白)增高,使红细胞正负电荷发生改变所致。

9.有核红细胞(幼稚红细胞)

除 1 周内婴幼儿血涂片中可见少量有核红细胞外,其他均为病理现象,包括以下 4 项。

(1)溶血性贫血:严重的溶血性贫血、新生儿溶血性贫血、自身免疫性溶血性贫血、巨幼红细胞贫血。因红细胞大量破坏、机体相对缺氧,使红细胞生成素水平增高,骨髓红细胞增生,网织红细胞和部分幼稚红细胞提前释放入血。

(2)造血系统恶性疾病或骨髓转移性肿瘤:各种急性白血病、慢性白血病、红白血病。由于骨髓内充满大量白血病细胞而使幼红细胞提前释放,或由髓外造血所致,有核红细胞以中、晚幼红细胞为主。红白血病时,可见更早阶段幼稚红细胞,并伴形态异常。

(3)慢性骨髓增生性疾病:如骨髓纤维化,血涂片可见来自髓外造血和纤维化的骨髓的有核红细胞。

(4)脾切除后:骨髓中个别有核红细胞能到达髓窦,当脾切除后,不能被脾脏扣留,从而进入外周血。

10.其他

(1)新月形红细胞:红细胞着色极淡、残缺不全、体积大、状如新月形、直径约 20 μm,见于某些溶血性贫血(如阵发性睡眠性血红蛋白尿症)患者。

(2)泪滴形红细胞:红细胞形如泪滴样或梨状,因细胞内含有 Heinz 小体或包涵体,或红细胞膜被粘连而拉长所致。泪滴形红细胞见于贫血、骨髓纤维化患者和正常人。

(3)红细胞形态不整:出现不规则的奇异形状,如豆状、梨形、蝌蚪状、麦粒状、棍棒形等。红细胞形态不整见于某些感染、严重贫血、巨幼红细胞贫血患者。

(四)红细胞内出现异常结构

1.嗜碱性点彩红细胞

瑞氏染色后,胞质内出现形态不一的蓝色颗粒(变性 RNA),属于未完全成熟红细胞,颗粒大小不一、多少不等,原因为重金属损伤细胞膜,使嗜碱性物质凝集,或嗜碱性物质变性,或血红蛋白合成中阻断原卟啉与铁结合,见于铅中毒患者。正常人血涂片中很少见到嗜碱性点彩红细胞(约占 1/10 000)。其他各类贫血见到点彩红细胞表明骨髓造血旺盛或有紊乱现象。

2.豪焦小体(染色质小体)

成熟红细胞或幼红细胞胞质内含有一个或多个直径为 1～2 μm 的暗紫红色圆形小体,为核碎裂、溶解后的残余部分。豪焦小体见于脾切除后、无脾症、脾萎缩、脾功能低下、红白血病、某些贫血(如巨幼红细胞贫血)患者。

3.卡波环

在嗜多色性、碱性点彩红细胞胞质中出现紫红色细线圈状结构,呈环形、“8”字形,为核膜残余物、纺锤体残余物(电镜下可见形成纺锤体的微细管着色点异常)、脂蛋白变性物。卡波环见于白血病、巨幼红细胞贫血、增生性贫血、铅中毒、脾切除后患者。

4.寄生虫

红细胞胞质内可见疟原虫、微丝蚴、杜氏利什曼原虫等病原体。

第二节　红细胞计数检测

一、检测原理

(一)手工显微镜法

用等渗稀释液将血液稀释一定倍数,充入血细胞计数池,在显微镜下统计一定体积内的红细胞数，经换算求出每升血液中的红细胞数量。

(二)血液分析仪法

血液分析仪法利用的是电阻抗和/或光散射原理。

二、方法学评价

(一)手工显微镜法

手工显微镜法是传统方法，不需要特殊设备，但操作复杂、费时。以下情况可使用：①对照核实仪器法白细胞计数减少或血小板计数减少的情况；②受小红细胞干扰的血小板计数结果的校正。

(二)血液分析仪法

血液分析仪法是常用方法，比手工法精确(如电阻抗计数法的变异系数为2%，手工法则>11%)，且操作简便、快速。当白细胞计数明显增高时，会干扰红细胞计数和体积测定而产生误差。此法成本高，对环境条件要求高。

三、质量控制

(一)手工法

误差原因为以下4项。

(1)标本：血液发生凝固，使细胞计数减少或分布不均。

(2)操作：稀释、充池、计数不规范。

(3)器材：微量吸管、计数板不标准。

(4)固有误差(计数域误差)：估计细胞计数的95%可信限和变异系数。采用公式如下：标准差$s=\sqrt{n}$；95%可信限=计数值$\pm 2s$；变异系数$CV\%=\frac{s}{n}\times 100\%=\frac{\sqrt{n}}{n}\times 100\%$。

(二)仪器法

仪器应严格按规程操作，并定期进行室内质控和室间质评。

四、参考值

(一)参考值

成年男性$(4.0\sim5.5)\times10^{12}/L$；成年女性$(3.5\sim5.0)\times10^{12}/L$；新生儿$(6.0\sim7.0)\times10^{12}/L$。

(二)临床处理

红细胞计数高于 $6.8\times10^{12}/L$,应采取治疗措施;低于 $3.5\times10^{12}/L$,诊断为贫血,应寻找病因;低于 $1.5\times10^{12}/L$,应考虑输血。

五、临床意义

(一)生理性变化

1.年龄与性别的差异

由于新生儿在出生前处于生理性缺氧状态,故其红细胞计数明显增高,较成人约增加 35%,出生 2 周后逐渐下降,2 个月婴儿约减少 30%。男性红细胞数在 6~7 岁时最低,随年龄增大而逐渐上升,25~30 岁达到高峰,30 岁后随年龄增大而逐渐下降,直到 60 岁尚未停止。女性红细胞数也随年龄增大而逐渐上升,13~15 岁达到高峰,随后受月经、内分泌等因素的影响而逐渐下降,21~35 岁维持最低水平,以后随年龄增大而逐渐上升,与男性水平相当。男女性的红细胞计数在 15~40 岁期间差别明显,主要是男性雄激素水平较高,其中睾酮有促进红细胞造血的作用。

2.精神因素

感情冲动、兴奋、恐惧、冷水浴刺激等可使肾上腺素增多,导致红细胞暂时性增多。

3.剧烈体力运动和劳动

安静时,全身每分钟耗氧 0.3~0.4 L,运动时可达 2.0~2.5 L,最高可达 4.0~4.5 L。需氧量增加,红细胞生成素增加,骨髓加速释放红细胞,导致红细胞增多。

4.气压减低

高山地区居民和登山运动员因大气稀薄、氧分压低,在缺氧状态下,红细胞代偿性增生,骨髓产生更多红细胞,导致红细胞增多。高海拔人群的红细胞数约增加 14%。

5.妊娠和老年人

妊娠中、后期,为适应胎盘循环需要,通过神经调节、体液调节,孕妇血浆容量明显增加,血液稀释,导致红细胞减少。妊娠时的红细胞数约减少 16%。

老年人因造血功能明显减退,导致红细胞减少。

(二)红细胞和血红蛋白量减少

红细胞和血红蛋白量减少见于临床上各种原因造成的贫血。通过红细胞计数、血红蛋白测定或血细胞比容测定可诊断贫血,明确贫血程度。贫血原因应进一步检查。按病因将贫血分成以下几类。

1.急性、慢性红细胞丢失过多

各种原因造成的出血,如消化性溃疡、痔疮、十二指肠钩虫病等。

2.红细胞寿命缩短

各种原因造成的溶血,如输血溶血反应、蚕豆病、遗传性球形细胞增多症等。

3.造血原料不足

(1)慢性失血者,铁重新利用率减少、铁供应或吸收不足,由于铁是制造血红蛋白的原料,原料不足导致血红蛋白合成量减少。

(2)先天性或后天性红细胞酶缺陷者,因为铁不能被利用、堆积在细胞内外,使发育中细胞的功能发生障碍,导致红细胞过早死亡,如铁粒幼细胞贫血(红细胞体积小、中心淡染区扩大、血清铁和贮存铁增加、幼稚细胞核周有铁颗粒)。

(3)某些药物,如异烟肼、硫唑嘌呤等。

(4)继发于某些疾病,如类风湿关节炎、白血病、甲状腺功能亢进症、慢性肾功能不全、铅中毒等。

4.骨髓造血功能减退

(1)某些药物,如抗肿瘤药物、磺胺类药物等可抑制骨髓的造血功能。

(2)物理因素,如X线、^{60}Co、镭照射等可抑制骨髓的造血功能。

(3)继发于其他疾病,如慢性肾衰竭(因尿素、肌酐、酚、吲哚等物质潴留使骨髓造血功能受影响)。

(4)原发性再生障碍性贫血。

(三)红细胞增多

1.原发性红细胞增多

如真性红细胞增多症、良性家族性红细胞增多症等。真性红细胞增多症是一种原因不明的红系细胞异常增殖性疾病,红细胞计数为$(7\sim10)\times10^{12}/L$,发生于40~70岁年龄组,其外周血红细胞计数明显增多,白细胞和血小板计数增多,有时伴慢性粒细胞性白血病。

2.继发性红细胞增多

(1)心血管病:各种先天性心血管疾病,如房室间隔缺损、法洛四联症等。

(2)肺部疾病:肺气肿、肺源性心脏病、肺纤维化等。

(3)异常血红蛋白病。

(4)肾上腺皮质功能亢进(库欣病):可能与皮质激素刺激骨髓使红细胞生成

过多有关。

(5)某些药物,如肾上腺素、糖皮质激素、雄激素等。

(6)相对性红细胞增多:如呕吐、严重腹泻、多汗、多尿、大面积烧伤、晚期消化道肿瘤而长期不能进食等引起血液浓缩、血液中有形成分相对增多,多为暂时性增多。

六、操作方法

(一)血细胞计数板(改良牛鲍计数板)

血细胞计数板是用优质厚玻璃制成。每块计数板由"H"形凹槽分为 2 个同样的计数池。计数池两侧各有一条支持柱,将特制的专用盖玻片覆盖其上,形成高 0.10 mm 的计数池。计数池内划有长、宽各 3.0 mm 的方格,分为 9 个大格,每个大格面积为 1.0 mm^2,容积为 0.1 mm^3(μL)。其中,中央大方格用双线分成 25 个中方格,位于正中及四角的 5 个中方格是红细胞和血小板计数区域,每个中方格用单线分为 16 个小方格。四角的 4 个大方格是白细胞计数区域,用单线划分为 16 个中方格。大方格每边长度允许误差为±1%,即(1±0.01)mm,盖玻片与计数池间隙深度允许误差为±2%,即(0.1±0.002)mm。

(二)盖玻片

盖玻片是专用的玻璃盖片,要求表面平整光滑,两面平整度在 0.002 mm 以内,盖玻片规格是 24 mm×20 mm×0.6 mm。

(三)微量吸管

微量吸管为一次性定量(10 μL 或 20 μL)毛细管采血管,使用前应经水银称重法校正(误差应为±1%)。使用后,应用 2 g/L 过氧乙酸消毒 2 小时,然后依次用蒸馏水冲洗、95%乙醇脱水、乙醚干燥。

(四)红细胞计数操作和注意事项

1.计数和计算

在 2 mL 红细胞稀释液中加血液 10 μL,混匀后,充入计数池,静置 3~5 分钟后,在高倍镜下,计数中央大方格内 4 角和正中 5 个中方格内的红细胞数。计数时需遵循一定方向逐格进行,以免重复或遗漏,对压线细胞采用数左不数右、数上不数下的原则计数。计算公式如下:

$$\text{红细胞/L} = N \times \frac{25}{5} \times 10 \times 10^{6} \times 200 = N \times 10^{10} = \frac{N}{100} \times 10^{12}$$

2.清洁

应保证计数板和盖玻片清洁。操作时,勿接触计数板表面,以防污染。使用后,依次用95%乙醇、蒸馏水棉球、清洁绸布擦净。

3.充池

需一次完成充池,如充池过少、过多或有气泡,应重新操作,充池后不能移动盖玻片。若红细胞在计数池中分布不均,每个中方格间相差超过20个时,应重新充池,两次红细胞计数相差不得超过5%。

4.计数板

血细胞计数板每年要鉴定1次,以免影响计数结果的准确性。

5.白细胞影响

通常白细胞计数较少,仅相当于红细胞的1/1 000～1/500,对结果影响很小,可以忽略不计。但白细胞计数过高者(>100×10^9/L),应对红细胞计数结果进行校正。校正方法有两种:①直接用患者红细胞数减去白细胞数;②在高倍镜下勿将白细胞计入,白细胞体积常比红细胞略大,中央无凹陷,细胞核隐约可见,无黄绿色折光。

6.红细胞稀释液

Hayem液由氯化钠(调节渗透压)、硫酸钠(提高比重,防止细胞粘连)、氯化汞(防腐)和蒸馏水组成。枸橼酸钠稀释液由枸橼酸钠(抗凝和维持渗透压)、甲醛(防腐和固定红细胞)、氯化钠(调节渗透压)和蒸馏水组成。

第三节 红细胞平均指数检测

一、检测原理

(一)手工法

通过红细胞计数、血红蛋白量和血细胞比容值计算红细胞平均指数。

1.红细胞平均体积

$$红细胞平均体积=\frac{每升血液中血细胞比容}{每升血液中红细胞个数}(fL)$$

代表每个红细胞平均体积的大小。

2.红细胞平均血红蛋白含量

$$红细胞平均血红蛋白含量=\frac{每升血液中血红蛋白含量}{每升血液中红细胞个数}(pg)$$

代表每个红细胞内平均所含血红蛋白的量。

3.红细胞平均血红蛋白浓度

$$红细胞平均血红蛋白浓度=\frac{每升血液中血红蛋白含量}{每升血液中血细胞比容}(g/L)$$

代表平均每升红细胞中所含血红蛋白浓度。

(二)血液分析仪

血液分析仪能直接导出红细胞平均体积值,再结合直接测定的红细胞计数和血红蛋白量,计算出红细胞平均血红蛋白含量和红细胞平均血红蛋白浓度。

二、方法学评价

(一)红细胞平均体积

红细胞凝集(如冷凝集综合征)、严重高血糖症(葡萄糖高于 60 g/L)可使红细胞平均体积假性增高。

(二)红细胞平均血红蛋白含量

高脂血症、白细胞增多症可使红细胞平均血红蛋白含量假性增高。

(三)红细胞平均血红蛋白浓度

红细胞平均血红蛋白浓度受血细胞比容(血浆残留或出现异常红细胞)和血红蛋白(高脂血症、白细胞增多症)的影响。

三、质量控制

(一)手工法

红细胞计数、血红蛋白、血细胞比容测定数据必须准确可靠。

(二)血液分析仪法

利用人群红细胞平均指数相当稳定的原理,用 X_B分析法或浮动均值法对血液分析仪进行质量控制。

四、参考值

见表 1-1。

表 1-1　不同人群红细胞指数的参考范围

年龄阶段	红细胞平均体积(fL)	红细胞平均血红蛋白含量(pg)	红细胞平均血红蛋白浓度(g/L)
新生儿	86～120	27～36	250～370
1～3 岁	79～104	25～32	280～350
成人	80～100	26～34	320～360
老年人	81～103	27～35	310～360

五、临床意义

红细胞平均指数可作为贫血形态学分类依据(表 1-2)。

表 1-2　贫血的红细胞形态学分类

贫血分类	红细胞平均体积	红细胞平均血红蛋白含量	红细胞平均血红蛋白浓度	贫血名称
正细胞贫血	正常	正常	正常	再生障碍性贫血、急性失血性贫血、某些溶血性贫血
大细胞贫血	增高	增高	正常	各种造血物质缺乏或利用不良的贫血
单纯小细胞贫血	减低	减低	正常	慢性感染、慢性肝肾疾病性贫血
小细胞低色素贫血	减低	减低	减低	缺铁性贫血及铁利用不良贫血、慢性失血性贫血

小红细胞性贫血可低至红细胞平均体积 50 fL、红细胞平均血红蛋白含量 15 pg、红细胞平均血红蛋白浓度 220 g/L；大红细胞可高至红细胞平均体积 150 fL、红细胞平均血红蛋白含量 45 pg，但红细胞平均血红蛋白浓度正常或减低；红细胞平均血红蛋白浓度增高见于球形细胞增多症，但不超过 380 g/L。

红细胞平均指数仅代表红细胞平均值，有一定局限性。如溶血性贫血和急性白血病，虽然属于正细胞性贫血，但红细胞可有明显的大小不均和异形，大红细胞性贫血也可有小红细胞存在，小红细胞贫血也可有大红细胞存在，必须做血涂片检查才能较为准确地诊断。

第四节　血细胞比容检测

一、检测原理

血细胞比容是指在一定条件下，经离心沉淀压紧的红细胞在全血样本中所占比值。

(一)离心法

离心法包括温氏法、微量法。离心法是指将抗凝血置于孔径统一的温氏管或毛细玻璃管中,以一定转速离心一定时间后,计算红细胞层占全血的体积比。

(二)血液分析仪法

原理是当细胞通过计数小孔时,形成相应大小的脉冲,脉冲的多少即为细胞数量,脉冲高度为细胞体积,通过红细胞平均体积和红细胞计数即求得血细胞比容:血细胞比容=红细胞平均体积×红细胞计数。

二、方法学评价

(一)离心法

1.温氏法

温氏法采用中速离心,不能完全排除红细胞间残留血浆,测定结果偏高,已淘汰。

2.微量法

微量法采用高速离心,细胞间残留血浆比温氏法少(约2%),且样本用量小、操作简便。

(二)血液分析仪法

仪器法血细胞比容为1%,手工法血细胞比容为2%。仪器法应注意红细胞增多症或血浆渗透压异常时会出现误差。

三、质量控制

(一)离心法

抗凝剂量不准确、混匀不充分、离心速度不够会产生误差。红细胞形态异常(如小红细胞、大红细胞、椭圆形红细胞、镰形红细胞)或红细胞增多症可使血浆残留量增加6%。当红细胞计数增高时,血细胞比容明显增高,血浆残留也会增加。

(二)血液分析仪法

要注意血细胞比容是否与红细胞计数、红细胞平均体积相关。

四、参考值

(一)温氏法

男性:0.40~0.50;女性:0.37~0.48。

(二)微量法

男性:0.47±0.04;女性:0.42±0.05。

五、临床意义

(一)增高

血细胞比容增高见于各种原因所致血液浓缩,如大量呕吐、大手术后、腹泻、失血、大面积烧伤、真性红细胞增多症、继发性红细胞增多症等患者。

(二)减低

血细胞比容减低见于各种贫血患者。但不同类型的贫血,血细胞比容减少程度与红细胞计数值不完全一致。

(三)输液评估

血细胞比容可用于评估血浆容量有无增减或浓缩稀释程度,有助于控制补液量和了解体液平衡情况,是临床输血、输液治疗疗效观察的指标。

(四)计算平均值

血细胞比容可作为红细胞平均体积、红细胞平均血红蛋白浓度计算的基础数据。

(五)真红诊断指标

血细胞比容>0.7,红细胞数为(7～10)×10^{12}/L,血红蛋白>180 g/L 即可诊断。

六、操作方法

(一)温氏法

取乙二胺四乙酸钾盐或肝素抗凝静脉血 2 mL,加入温氏管中,用水平离心机以 2 264 g(即有效半径 22.5 cm,3 000 r/min),离心 30 分钟,离心后血液分为 5 层,自上而下分别为血浆层、血小板层、白细胞层和有核红细胞层、还原红细胞层(紫黑红色)、带氧红细胞层(鲜红色)。读取还原红细胞层柱高的毫米数,乘以 0.01,即为每升血液中红细胞体积的升数。

(二)微量法

取抗凝全血或外周血,充入一次性毛细玻璃管(管长 75 mm,内径 0.8～1.0 mm,壁厚 0.20～0.25 mm,每支含肝素 2 U)的 2/3(50 mm)处,封口后,用水平式毛细管血液离心机以 12 000 r/min(相对离心力≥10 000 g)的转速,离心5分钟,用专用读数板或刻度尺,读取还原红细胞层和全层长度,计算血细胞比容值。

橡皮泥封管口底面应平整,以深入毛细血管内 2 mm 左右为宜。应做双份试验,结果之差应<0.01。

第五节 血红蛋白测定

一、测定原理

(一)氰化高铁血红蛋白(hemiglobincyanide,HiCN)测定法

血液中除硫化血红蛋白外的各种血红蛋白(如氧合血红蛋白、碳氧血红蛋白或其他衍生物)均可被高铁氰化钾氧化为高铁血红蛋白,再和 CN^- 结合生成稳定的棕红色复合物——HiCN,其在 540 nm 处有一个吸收峰,用分光光度计测定该处的吸光度,经换算即可得到每升血液中的血红蛋白浓度,也可通过制备的标准曲线查得血红蛋白浓度。

(二)十二烷基硫酸钠血红蛋白测定法

血液中除硫化血红蛋白外的各种血红蛋白均可与低浓度十二烷基硫酸钠作用,生成十二烷基硫酸钠血红蛋白棕红色化合物,用分光光度计测定波峰538 nm处吸光度,经换算可得到每升血液中的血红蛋白浓度。

二、方法学评价

血红蛋白测定方法大致分为以下几种:①根据血红蛋白分子组成测血红蛋白(全血铁法);②根据血液物理特性测血红蛋白(比重法、折射仪法);③根据血红蛋白与 O_2 可逆性结合的特性测血红蛋白(血气分析法);④根据血红蛋白衍生物光谱特征定量测血红蛋白(比色法)。

(一)HiCN 测定法

该法具有操作简单、显色快、结果稳定可靠、读取吸光度后可直接定值等优点。其致命的弱点是氰化钾试剂有剧毒,使用或管理不当可造成公害。

(二)十二烷基硫酸钠血红蛋白测定法

该法具有操作简单、呈色稳定、准确性和精确性符合要求、无公害等优点。但由于摩尔消光系数尚未最后确认,不能直接用吸光度计算血红蛋白浓度,而且十二烷基硫酸钠试剂本身质量差异较大,会影响检测结果。

(三)叠氮高铁血红蛋白法

该法优点与 HiCN 测定法相似,最大吸收峰在 542 nm,显色快、结果稳定,试剂毒性仅为 HiCN 测定法的 1/7,但仍存在公害问题。

(四)碱羟血红蛋白测定法

该法试剂简单、呈色稳定、无公害,吸收峰在 575 nm,可用氯化血红素作为标准品。但仪器多采用 540 nm 左右的滤光板,限制了此法使用。

(五)溴代十六烷基三甲铵血红蛋白测定法

该法试剂溶血性强,且不破坏白细胞,适用于仪器上自动检测血红蛋白和白细胞。缺点是测定结果的准确度和精密度不佳。

(六)血细胞分析仪测定法

该法的优点是操作简单、快速,同时可获得多项红细胞参数,血红蛋白测定原理与手工法相似,但由于各型仪器使用溶血剂不同,形成血红蛋白的衍生物不同。仪器要经 HiCN 标准液校正后才能使用。仪器法测定精度约为 1%。

三、质量控制

(一)样本

异常血浆蛋白质、高脂血症、白细胞计数超过 30×10^9/L、脂滴等可产生浊度,干扰血红蛋白测定。

(二)采血部位

部位不同,结果不同,静脉血比毛细血管血低 10%~15%。

(三)结果分析

测定值假性增高的原因是稀释倍数不准、红细胞溶解不当、血浆中脂质或蛋白质量增加。

(四)HiCN 参考液

HiCN 参考液是制备标准曲线、计算 K 值、校准仪器和其他测定方法的重要物质。国际血液学标准委员会公布了 HiCN 参考液的制备方法和规格。参考品质量标准如下。

(1)图形扫描波峰(540±1)nm,波谷 504～502 nm。

(2)$A_{\lambda 540\ nm}/A_{\lambda 504\ nm}=1.590\sim1.630$。

(3)$A_{\lambda 750\ nm}\leqslant0.002$。

(4)无菌试验:普通培养和厌氧培养阴性。

(5)精密度:随机抽样 10 支测定,$CV\leqslant0.5\%$。

(6)准确度:以世界卫生组织 HiCN 参考品为标准进行测定,测定值与标示值之差为±0.5%。

(7)稳定性:3 年内不变质,测定值不变。

(8)分装于棕色安瓿内,每支不少于 10 mL。

(9)标签应写明产品名称、批号、含量、有效期、生产日期、贮存法等。

(五)质控物

(1)ACD 抗凝全血:4 ℃环境可保存 3～5 周,用于红细胞、血红蛋白和白细胞质控。

(2)进口全血质控物:用于多参数血细胞分析仪红细胞、血红蛋白和白细胞质控。

(3)醛化半固定红细胞:4 ℃环境可保存 50～60 天,用于红细胞、血红蛋白质控。

(4)溶血液:用于血红蛋白质控。

(5)冻干全血:可长期保存,用于血红蛋白质控。

四、参考值

成年:男性 120～160 g/L,女性 110～150 g/L。新生儿:170～200 g/L。老年人(70 岁以上):男性 94.2～122.2 g/L,女性 86.5～111.8 g/L。

五、临床意义

(一)生理性变化

(1)年龄:随年龄增长,血红蛋白量可增高或减低,和红细胞变化相似。

(2)时间:红细胞和血红蛋白量在一天内有波动,上午 7 时达高峰,随后下降。

(二)病理性变化

血红蛋白测定临床意义和红细胞计数相似,但在贫血程度的判断上优于红细胞计数。需注意以下问题。

(1)某些疾病,血红蛋白和红细胞浓度不一定能正确反映全身红细胞的总容量。如大量失血时,在补充液体前,虽然循环血容量缩小,但血液浓度很少变化,从血红蛋白浓度来看,很难反映出存在贫血。如水潴留时,血浆容量增大,即使红细胞容量正常,但血液浓度减低,从血红蛋白浓度来看,已存在贫血现象;反之,失水时,血浆容量缩小,即使血液浓度增高,但红细胞容量减少,从血红蛋白浓度来看,贫血不明显。

(2)发生大细胞性贫血或小细胞低色素贫血时,红细胞计数与血红蛋白浓度不成比例。大细胞性贫血的血红蛋白浓度相对偏高,小细胞低色素贫血的血红蛋白浓度减低,但红细胞计数可正常。

六、HiCN 测定法操作

(一)测定

在 5 mL HiCN 转化液中加 20 μL 血液,充分混合,静置 5 分钟后,在波长 540 nm 处,光径(比色杯内径)1.000 cm,HiCN 转化液或蒸馏水调零,测定吸光度。

(二)计算

计算公式如下:

$$血红蛋白(g/L)=\frac{A_{HiCN}^{\lambda 540}}{44}\times\frac{64\ 458}{1\ 000}\times 251=A\times 367.7$$

根据公式直接计算。式中 A 为样本吸光度,44 为毫摩尔消光系数,64 458/1 000为 1 mol/L 血红蛋白溶液中所含血红蛋白克数,251 为稀释倍数。绘制标准曲线。采用 HiCN 参考液(50 g/L,100 g/L,150 g/L,200 g/L),在分光光度计上,波长 540 nm 处,测定各种参考液的吸光度,以参考液血红蛋白含量为横坐标,吸光度为纵坐标,绘制标准曲线,或求出换算常数(K),$K=\sum Hb/\sum A$。然后,根据样本吸光度(A)在标准曲线查出血红蛋白浓度,或用 K 值计算:血红蛋白(g/L)$=K\times A$。

(三)HiCN 贮存

转化液应贮存在棕色有塞玻璃瓶中,不能贮存在塑料瓶中,否则会使测定结果偏低。HiCN 转化液一般可在 4 ℃环境中保存数月,不能在 0 ℃以下环境中保存,因为结冰可使高铁氰化钾还原,使试剂失效。

(四)干扰

HiCN 转化液是一种低离子强度、pH 近中性(7.2±0.2)的溶液。样本中白细胞计数过高或球蛋白异常增高时,会干扰检测结果。解决方法如下:白细胞计数过高者,离心后取上清液比色;球蛋白异常增高者(如肝硬化者),比色液中加入少许固体氯化钠或碳酸钾,混匀后,待溶液澄清时再比色。

(五)氰化钾试剂

氰化钾试剂是剧毒品,测定后的废液在处理时,应首先以水稀释废液(1∶1),再加次氯酸钠 35 mL/L,充分混匀,放置 15 小时以上,使 CN^- 氧化成 CO_2 和 N_2 挥发,或水解成 CO_3^{2-} 和 NH_4^+,再排入下水道。废液不能直接与酸性溶液混合,因为氰化钾遇酸可产生有剧毒的氰氢酸气体。

第二章 白细胞检验

第一节 白细胞形态检验

一、检验原理

血涂片经染色后，在普通光学显微镜下做白细胞形态学观察和分析。常用的染色方法有瑞氏染色法、吉姆萨染色法、May-Grünwald 法、Jenner 法、Leishman 染色法等。

二、方法学评价

（一）显微镜分析法

对血液细胞形态的识别，特别是异常形态，推荐采用人工方法。

（二）血液分析仪法

不能直接提供血细胞形态改变的确切信息，需进一步用显微镜分析法进行核实。

三、临床意义

（一）正常白细胞形态

瑞氏染色法中正常白细胞的细胞大小、核和质的特征见表 2-1。

（二）异常白细胞形态

1.中性粒细胞

（1）毒性变化：在患严重传染病、化脓性感染、恶性肿瘤及中毒大面积烧伤等情况下，中性粒细胞有下列形态改变。大小不均（中性粒细胞大小相差悬殊），有中毒颗粒（比正常中性颗粒粗大、大小不等、分布不均匀、染色较深、呈黑色或紫黑色)、空泡(单个或多个,大小不等)、Döhle 小体(是中性粒细胞胞质因毒性变而保留的嗜碱性区域,呈圆形、梨形或云雾状,界线不清,染成灰蓝色,直径 1～2 μm,亦可见于单核细胞)、退行性变(胞体肿大、结构模糊、边缘不清晰、核固缩、核肿胀、核溶解等)。上述变化反映细胞损伤的严重程度,可以单独出现,也可同时出现。

表 2-1 外周血 5 种白细胞形态特征

细胞类型	大小(μm)	细胞核		细胞质	
		核形	染色质	着色	颗粒
中性杆状核粒细胞	10～15	弯曲呈腊肠样,两端钝圆	深紫红色,粗糙	淡橘红色	量多,细小,均匀布满胞质,浅紫红色
中性分叶核粒细胞	10～15	分为 2～5 叶,以3 叶为多	深紫红色,粗糙	淡橘红色	量多,细小,均匀布满胞质,浅紫红色
嗜酸性粒细胞	11～16	分为 2 叶,呈眼镜样	深紫红色,粗糙	淡橘红色	量多,粗大,圆而均匀,充满胞质,鲜橘红色
嗜碱性粒细胞	10～12	核结构不清,分叶不明显	粗而不均	淡橘红色	量少,大小和分布不均,常覆盖核上,蓝黑色
淋巴细胞	6～15	圆形或椭圆形,着边	深紫红色,粗块状	透明淡蓝色	小淋巴细胞一般无颗粒,大淋巴细胞可有少量粗大不均匀、深紫红色颗粒
单核细胞	10～20	不规则形,肾形,马蹄形,或扭曲折叠	淡紫红色,细致疏松呈网状	淡灰蓝色	量多,细小,灰尘样紫红色颗粒弥散分布于胞质中

毒性指数:计算中毒颗粒所占中性粒细胞(100 个或 200 个)的百分率。1 为极度,0.75 为重度,0.5 为中度,<0.25 为轻度。

(2)巨多分叶核中性粒细胞:细胞体积较大,直径为 16～25 μm,核分叶常在 5 叶以上,甚至在 10 叶以上,核染色质疏松。见于巨幼红细胞贫血、抗代谢药物治疗后。

(3)棒状小体(Auer 小体):细胞质中出现呈紫红色细杆状物质,长 1～6 μm,一条或数条,见于急性白血病,尤其是颗粒增多型早幼粒细胞白血病(M3 型),可见数条至数十条棒状小体。急性单核细胞白血病可见一条细长的棒状小体,而急性淋巴细胞白血病则不出现棒状小体。

(4)Pelger-Hüet 畸形：细胞核为杆状或分 2 叶，呈肾形或哑铃形，染色质聚集成块或呈条索网状，为常染色体显性遗传性异常，也可继发于某些严重感染、白血病、骨髓增生异常综合征、肿瘤转移、某些药物(如秋水仙胺、磺基二甲基异噁唑)治疗后。

(5)Chediak-Higashi 畸形：细胞质内含有数个至数十个包涵体，直径为 2～5 μm，呈紫蓝、紫红色。见于白细胞异常色素减退综合征，为常染色体隐性遗传。

(6)Alder-Reilly 畸形：细胞质内含有巨大的、深染的嗜天青颗粒，染深紫色。该畸形见于脂肪软骨营养不良、遗传性黏多糖代谢障碍，为常染色体隐性遗传。

(7)May-Hegglin 畸形：细胞质内含有淡蓝色包涵体，为常染色体显性遗传。

2.淋巴细胞

(1)异型淋巴细胞：在淋巴细胞性白血病、病毒感染(如传染性单核细胞增多症、病毒性肺炎、病毒性肝炎、传染性淋巴细胞增多症、流行性腮腺炎、水痘、巨细胞病毒感染)、百日咳、布鲁菌病、梅毒、弓形虫感染、药物反应等情况下，淋巴细胞增生，出现某些形态学变化，称为异型淋巴细胞，分为 3 型。

1)Ⅰ型(空泡型，浆细胞型)：胞体比正常淋巴细胞稍大，多为圆形、椭圆形、不规则形。核呈圆形、肾形、分叶状，常偏位。染色质粗糙，呈粗网状或小块状，排列不规则。胞质丰富，染深蓝色，含空泡或呈泡沫状。

2)Ⅱ型(不规则型，单核细胞型)：胞体较大，外形常不规则，可有多个伪足。核形状及结构与Ⅰ型相同或更不规则，染色质较粗糙致密。胞质丰富，染淡蓝或灰蓝色，有透明感，边缘处着色较深，一般无空泡，可有少数嗜天青颗粒。

3)Ⅲ型(幼稚型)：胞体较大，核呈圆形、卵圆形。染色质细致呈网状排列，可见1～2 个核仁。胞质呈深蓝色，可有少数空泡。

(2)放射线损伤后淋巴细胞形态变化：淋巴细胞受电离辐射后出现形态学改变，可见核固缩、核破碎、双核、卫星核淋巴细胞(胞质中主核旁出现小核)。

(3)患有淋巴细胞性白血病时形态学变化：急、慢性淋巴细胞白血病患者出现各阶段原幼细胞，并有形态学变化。

3.浆细胞

正常浆细胞直径为 8～9 μm，细胞核圆、偏位，染色质呈粗块状，呈车轮状或龟背状排列；胞质呈灰蓝色、紫浆色，有泡沫状空泡，无颗粒。如外周血出现浆细胞，见于传染性单核细胞增多症、流行性出血热、弓形体病、梅毒、结核病等。异常形态浆细胞有以下 3 种。

(1)Mott 细胞:浆细胞内充满大小不等、直径为 2～3 μm 的蓝紫色球体,呈桑葚样,见于反应性浆细胞增多症、疟疾、黑热病、多发性骨髓瘤。

(2)火焰状浆细胞:浆细胞体积大,胞质红染,边缘呈火焰状,见于 IgA 型骨髓瘤。

(3)拉塞尔小体:浆细胞内有数目不等、大小不一、直径为 2～3 μm 的红色小圆球。见于多发性骨髓瘤、伤寒、疟疾、黑热病等。

第二节　白细胞计数检测

一、检测原理

白细胞(white blood cell,WBC)计数指测定单位体积血液中各种白细胞总数,包括显微镜计数法和血液分析仪计数法。

二、方法学评价

(一)显微镜计数法

简便易行、不需昂贵仪器,但重复性和准确性较差,受微量吸管、血细胞计数板、细胞分布、人为因素等多种情况影响。

(二)血液分析仪计数法

计数细胞数量多、速度快、易于标准化、计数精确性较高,适合大规模人群健康筛查,但需特殊仪器。某些人为因素(如抗凝不充分)、病理情况(如出现有核红细胞、巨大血小板、血小板凝集等)可干扰白细胞计数。使用前须按美国临床和实验室标准协会规定方法对仪器进行校准,且须认真坚持日常质控工作。

三、质量控制

(一)经验控制

(1)与红细胞数比较:正常情况下,红细胞计数/白细胞计数为(500～1 000)∶1。根据红细胞计数值,可估计白细胞计数是否正确。

(2)与血涂片白细胞分布密度一致性(表 2-2)。

表 2-2 血涂片上白细胞分布密度与白细胞数量关系

血涂片上白细胞数/HP	白细胞($\times 10^9$/L)
2～4	(4～7)
4～6	(7～9)
6～10	(10～12)
10～12	(13～18)

(二)计数误差

1.技术误差

通过熟练操作、仪器校准而减小甚至避免误差。

2.固有误差

固有误差是计数室内每次血细胞分布不可能完全相同所致的误差，与计数细胞数量成反比，计数量越大，误差越小。若白细胞数太低(<3×10^9/L)，可增加计数量(数 8 个大方格内的白细胞数)或减低稀释倍数；若白细胞数太高(>15×10^9/L)，可增加稀释倍数。此外，固有误差还包括计数室和吸管的使用次数，即计数误差和吸管误差。同一稀释血液采用多支吸管稀释，在多个计数板内计数，较同一稀释液在同一计数板多次计数所得结果更接近真值。

3.有核红细胞

正常情况下，外周血中不会出现有核红细胞。若出现大量有核红细胞，由于其不能被白细胞稀释液破坏，计数时与白细胞一同被计数，使白细胞计数值假性增高。此时，白细胞计数应进行校正，公式如下：

$$\text{校正后白细胞数/L} = \text{校正前白细胞数} \times \frac{100}{100+Y}$$

Y 为白细胞分类计数时，100 个白细胞中有核红细胞的数量。

(三)质量控制

1.常规考核标准

基于白细胞在计数池四大格的分布情况而定，计算公式如下：

$$\text{常规考核标准} = \frac{\text{四大格所见白细胞最大值} - \text{最小值}}{\text{四大格所见白细胞平均值}} \times 100\%$$

若白细胞≤4×10^9/L，常规考核标准应<30%；白细胞为$(4.1\sim 14.9)\times 10^9$/L，常规考核标准应<20%；白细胞≥$15\times 10^9$/L，常规考核标准应<15%。超过上述标准应重新充池计数。

2.变异百分数(V)评价法

计算公式如下：

$$V=\frac{|X_i-X_m|}{X_m}\times 100$$

其中X为测定值，X_i、X_m为靶值，计算质量得分＝100－($V\times 2$)。若得分为90分以上为A级(优)，80～89分为B级(良)，70～79分为C级(中)，60～69分为D级(及格)，<60分为E级(不及格)。

3.两差比值(r)评价法

两差比值评价法是同一标本在短时间内重复2次测定之差与2次细胞计数标准差的比值。计算公式如下：

$$r=\frac{|X_1-X_2|}{\sqrt{X_1+X_2}}$$

其中X_1、X_2分别为第一、第二次细胞计数值，计算质量得分＝100－(两差比值×20.1)。评价方法同变异百分数法。

4.双份计数标准差评价法

双份计数标准差评价法是多个标本每份均做双份测定，计算双份计数值差值和标准差。计算公式如下：

$$CV\%=\frac{s}{\bar{x}}\times 100\%$$

$$\bar{x}=\frac{\sum x_1+\sum x_2}{2n},s=\frac{\sqrt{\sum(x_1-x_2)^2}}{2n}$$

其中，计算质量得分＝100－($CV\times 2$)。评价方法同变异百分数法。

四、参考值

成人：(4～10)×10^9/L。新生儿：(15～20)×10^9/L。6个月～2岁婴幼儿：(11～12)×10^9/L。儿童：(5～12)×10^9/L。

五、临床意义

由于中性粒细胞占白细胞总数的50%～70%，其增高和减低直接影响白细胞总数变化，所以白细胞计数与中性粒细胞计数的临床意义基本上一致。

六、操作方法

(一)显微镜计数法

0.38 mL白细胞稀释液加20 μL血液，充分混匀后充入计数池，然后静置

2～3 分钟，在低倍镜下计数四角 4 个大方格内白细胞的总数，最后计算每升血液中白细胞数值，公式如下：

$$白细胞数=\frac{4个大方格内白细胞数(N)}{4}\times10\times20\times10^6=\frac{N}{20}\times10^9/L$$

(二)注意事项

与红细胞计数相同，但各大方格间细胞计数结果相差不超过 10%，否则应重新充池。

第三节　白细胞分类计数检测

白细胞分类计数是将血液制成涂片，经染色后在显微镜下用油镜分类，求得各类型白细胞的比值(百分率)和绝对值(绝对值＝白细胞计数值×白细胞分类计数百分率)。

一、方法学评价

(一)显微镜目视分类计数法

该法是传统经典的白细胞分类计数法，它可以直观地根据细胞形态进行分类计数，对各种细胞形态的病理变化均能较正确辨认，是白细胞分类计数的参考方法。但是在工作量大的情况下效率低，细胞分类的重复性较差，同时还受检验人员的经验及血涂片质量的好坏影响。

(二)血细胞分析仪法

应用电学、光学、细胞化学等技术来分析细胞的大小、细胞核的形状及胞质中颗粒的性质，进而做出细胞的分类。这种分类法的测定速度快，重复性好，易于标准化，成为血液白细胞分类、筛检的首选方法。但是，在细胞出现病理变化时，特别是出现幼稚细胞时，应采用显微镜目视分类计数法，绝不能以血细胞分析仪法代替显微镜目视分类计数法。

二、质量控制

以显微镜目视分类计数法为例。

(一)低倍镜检查

先用低倍镜检查血膜染色质量及细胞分布情况，注意涂片边缘及末尾有无巨大的异常细胞及微丝蚴等。选择细胞分布均匀(无空斑、红细胞不重叠)、染色良好的部位(一般为血膜体尾交界处或中、末1/3邻接处)。

(二)油镜检查

白细胞分类计数通常自血膜的体尾交界处向头部方向迂回检查,移动路线呈弓字形,但应避免检查血膜的边缘。因为边缘部大细胞偏多,没有代表性。发现有核红细胞应单独记录,最后计算出计数100个白细胞所见有核红细胞的平均数进行报告。在分类计数的同时应注意白细胞、红细胞和血小板的形态有无异常及有无血液寄生虫等。对于低倍镜检查发现的巨大异常细胞应及时改用油镜进行检查、鉴别。

(三)白细胞分类计数的数量

白细胞分类计数的数量应视白细胞的总数和检查的目的来确定,没有绝对的标准。为了兼顾试验结果的准确性和工作效率,在常规工作中,当白细胞计数$<3\times10^9$/L时,分类计数2张血涂片,计数50～100个白细胞;当白细胞计数在$(3\sim15)\times10^9$/L时,分类计数100个白细胞;当白细胞计数$>15\times10^9$/L时,分类计数200个白细胞。

(四)质量评价

白细胞分类计数的质量评价可采用积差评分法,该法具有简便、实用的特点。

1.积差可靠性试验

同1张血涂片的2次分类计数百分数(或小数)之差总和即为积差值。失分系数为182,质量得分(分值)=100－182×积差值。

2.积差准确性试验

由实验室有经验的技师将同一血液标本制成多张血涂片并固定,然后将一部分血涂片发至被考评者或单位,随常规标本一起检查。另一部分血涂片由实验室有经验的技师重复分类计数20次,求其均值作为靶值。将被考评者的分类计数结果与靶值进行比较,求出积差值,计分及质量评级方法同积差可靠性试验。

三、临床意义

(一)中性粒细胞

由于中性粒细胞占白细胞总数的50%～70%,其增高和减低直接影响白细胞总数的变化。因此,在临床检查中绝大多数病例中性粒细胞增减常伴随白细胞总数的增减,即中性粒细胞增加,白细胞总数增加;中性粒细胞减少,白细胞总数也减少。中性粒细胞增减的意义与白细胞总数增减意义基本一致。但是，有时二者的数量关系也可出现不一致，若遇此情况应具体分析。

1.中性粒细胞生理性增多

(1)年龄：新生儿白细胞计数较高，一般在 $15\times10^9/L$ 左右，个别可高达 $30\times10^9/L$以上。通常在 3～4 天后降至 $10\times10^9/L$ 左右，约保持 3 个月，然后逐渐降低至成人水平。初生儿外周血白细胞主要为中性粒细胞，到第 6～9 天逐渐下降至与淋巴细胞数大致相等，以后淋巴细胞逐渐增多，整个婴儿期淋巴细胞数均较高，可达 70%。到 2～3 岁，淋巴细胞数逐渐下降，中性粒细胞数逐渐上升，到4～5 岁二者又基本相等，形成中性粒细胞和淋巴细胞变化的两次相交，至青春期时与成人基本相同。

(2)日间变化：一般在静息状态时白细胞数较低，活动和进食后较高；早晨较低，下午较高；一天之间最高值与最低值之间可相差 1 倍。

(3)运动、疼痛和情绪变化：一般的体力劳动、冷热水浴、日光或紫外线照射等均可使白细胞计数轻度增多。而剧烈运动、剧痛和激动可使白细胞计数明显增多。如剧烈运动，可以短时间内使白细胞计数高达 $35\times10^9/L$，且以中性粒细胞为主。当运动结束后迅速恢复到原有水平。这种短暂的变化，主要是由体内白细胞重新分配和骨髓释放增加所致。

(4)妊娠与分娩：妊娠期白细胞计数常见增多，妊娠超过 5 个月时常可达 $15\times10^9/L$ 以上，分娩前 1 个月，常波动于$(12～17)\times10^9/L$，分娩时因产痛和产伤可使白细胞计数高达 $34\times10^9/L$，分娩后 2～5 天内恢复正常。

由于白细胞数的生理波动很大，只有通过定时和反复观察才有意义。

2.中性粒细胞病理性增多

(1)急性感染：特别是化脓性球菌(如金黄色葡萄球菌、溶血性链球菌、肺炎链球菌等)感染时，中性粒细胞数增多最常见。感染局限而又轻微时，白细胞计数仍可正常，但中性粒细胞百分率增高；中等程度感染时，白细胞计数常$>20\times10^9/L$，中性粒细胞进一步增多，有明显核左移和中毒性改变，甚至出现类白血病反应。应注意，在患有某些极重度感染性疾病时，白细胞计数不但不增高，反而减低。

(2)严重的组织损伤及大量血细胞破坏：严重外伤、大手术后、大面积烧伤、急性心肌梗死及严重的血管内溶血后 12～36 小时，白细胞计数及中性粒细胞数可增多。因此，用白细胞计数增多来考虑有无术后感染时，必须注意时间因素。急性心肌梗死时白细胞计数增多，以此可与心绞痛鉴别。

(3)急性大出血：在急性大出血后 1～2 小时内，由于反射性血管收缩及脾脏释放存血，外周血中的血红蛋白的含量及红细胞数尚未下降，而白细胞数及中性粒细胞却明显增多，特别是内出血时，白细胞计数可高达 20×10^9/L。故此时白细胞计数可作为早期诊断内出血的重要依据之一。

(4)急性中毒：代谢紊乱所致的代谢性中毒，如糖尿病酮症酸中毒、尿毒症和妊娠中毒症；急性化学药物中毒，如急性铅、汞中毒及安眠药中毒等，白细胞及中性粒细胞均可增多。

(5)恶性肿瘤：白血病系造血系统的恶性肿瘤，大多数白血病患者外周血中白细胞数呈不同程度的增多，可达数万甚至数十万。患有急性或慢性粒细胞白血病时，还出现中性粒细胞增多，并伴外周血中细胞质量改变。

其增高机制如下：①白血病细胞之间缺乏接触抑制而无限制地增殖；②白血病细胞缺乏渗出性，不能逸出血管，在血液中停留时间延长。其他恶性肿瘤，特别是消化道恶性肿瘤，如肝癌细胞、胃癌细胞可产生促粒细胞生成素或其坏死产物吸引骨髓储备池释放，而引起白细胞及中性粒细胞增多。

3.中性粒细胞减少

白细胞计数低于 4×10^9/L 称白细胞减少。当中性粒细胞绝对值低于 1.5×10^9/L，称为粒细胞减少症，低于 0.5×10^9/L 时称为粒细胞缺乏症。

(1)感染：特别是革兰阴性杆菌感染，如伤寒、副伤寒沙门菌感染时，白细胞计数与中性粒细胞均减少。某些病毒感染性疾病，如患流感、淋病、病毒性肝炎、水痘、风疹、巨细胞病毒感染时，白细胞计数亦常减少。某些原虫感染，如患疟疾和黑热病时，白细胞计数亦可减少。

(2)血液系统疾病：引起白细胞计数减少的血液系统疾病较多，如再生障碍性贫血、非白血性白血病、恶性组织细胞病、巨幼红细胞贫血、严重缺铁性贫血、阵发性睡眠性血红蛋白尿及骨髓转移癌等，白细胞计数减少的同时常伴血小板及红细胞计数减少。

(3)理化因素损伤：理化因素损伤是引起白细胞计数减少的常见原因。物理因素如 X 线、γ 射线、放射性核素等，化学物质如苯、铅、汞等，治疗药物如氯霉素、磺胺类药、抗肿瘤药、抗甲状腺药物等均可引起白细胞及中性粒细胞计数减少。可能与这些物质对骨髓细胞有丝分裂的抑制有关。

(4)单核-吞噬细胞系统功能亢进：各种原因引起的脾大，如门脉性肝硬化、淋巴瘤、尼曼-皮克病，常见白细胞及中性粒细胞计数减少。这与脾脏的单核吞噬细胞系统吞噬破坏有关。

(5)自身免疫性疾病：如系统性红斑狼疮等一些自身免疫性疾病，产生自身抗体导致白细胞计数减少。

(二)嗜酸性粒细胞

1.嗜酸性粒细胞增多

(1)过敏性疾病:见于支气管哮喘、药物变态反应、荨麻疹、食物过敏、血管神经性水肿、血清病等疾病患者,外周血嗜酸性粒细胞增多,可达10%以上。

(2)寄生虫病:见于血吸虫病、肺吸虫病、蛔虫病、钩虫病等寄生虫感染者,血中嗜酸性粒细胞增多,常达10%或更高。某些寄生虫感染患者血中嗜酸性粒细胞明显增多而导致白细胞总数高达数万。分类时,90%以上为嗜酸性粒细胞,呈嗜酸性粒细胞型类白血病反应。

(3)皮肤病:某些皮肤病如湿疹、剥脱性皮炎、天疱疮、银屑病等可见外周血中嗜酸性粒细胞轻中度增高。

(4)血液病:某些血液病如慢性粒细胞白血病、嗜酸性粒细胞白血病、淋巴瘤、多发性骨髓瘤、嗜酸性粒细胞肉芽肿等,患者外周血嗜酸性粒细胞增多,有些是显著增多,并伴幼稚嗜酸性粒细胞增多。

(5)某些恶性肿瘤:某些上皮细胞系肿瘤如肺癌可引起嗜酸性粒细胞增多。肿瘤治疗之前先有嗜酸性粒细胞增多,肿瘤治疗有效的患者往往嗜酸性粒细胞数正常。

(6)某些传染病:猩红热患者,因乙型溶血性链球菌所产生的酶能活化补体成分,继而引起嗜酸性粒细胞增多。

2.嗜酸性粒细胞减少

嗜酸性粒细胞减少可见于伤寒、副伤寒初期,大手术、烧伤等应激状态时,或长期使用肾上腺皮质激素。

(三)嗜碱性粒细胞

1.过敏性疾病

嗜碱性粒细胞增多常见于药物、食物、吸入物引起的超敏反应和结肠炎、红斑狼疮及类风湿关节炎等疾病。

2.血液病

某些血液病,如慢性粒细胞白血病、嗜碱性粒细胞白血病及骨髓增生性疾病的骨髓纤维化等均见外周血嗜碱性粒细胞增多。特别是在患有慢性粒细胞白血病时,嗜碱性粒细胞的变化在其分期中有一定意义。嗜碱性粒细胞>20%时,可认为慢性粒细胞白血病已进入加速期。

3.恶性肿瘤

特别是患有转移癌时，嗜碱性粒细胞增多，其机制不清楚。

4.其他

某些内分泌疾病如糖尿病，传染病如水痘、流感、天花、结核等，均可见嗜碱性粒细胞增多。

嗜碱性粒细胞减少一般无重要的临床意义。

（四）淋巴细胞

1.淋巴细胞增多

4～6 天的婴儿至 6～7 岁的儿童，其淋巴细胞均比成人多，属生理性增多。病理性增多可见于以下情况。

(1)感染性疾病：病毒感染如风疹、麻疹、流行性腮腺炎、传染性单核细胞增多症、传染性淋巴细胞增多症、病毒性肝炎及流行性出血热等，淋巴细胞明显增多。百日咳鲍特菌、结核分枝杆菌、布氏杆菌、梅毒螺旋体和弓形虫等的感染也可引起淋巴细胞增多。

(2)淋巴细胞性白血病：如急性和慢性淋巴细胞白血病、淋巴肉瘤白血病等淋巴细胞显著增多，并伴幼稚型淋巴细胞增多。

(3)其他：自身免疫性疾病、肿瘤、慢性炎症等也可引起淋巴细胞增多。

2.淋巴细胞减少

淋巴细胞减少主要见于接触放射线及应用肾上腺皮质激素、烷化剂、抗淋巴细胞球蛋白后。先天性免疫缺陷性疾病和获得性免疫缺陷综合征患者的外周血淋巴细胞亦减少。

（五）单核细胞

正常婴幼儿及儿童单核细胞可增多，属生理性增多。病理性增多见于以下情况。

1.某些感染性疾病

如感染性心内膜炎、疟疾、黑热病、急性感染的恢复期、活动性肺结核等，单核细胞明显增多。

2.某些血液病

如单核细胞白血病、粒细胞缺乏症恢复期、多发性骨髓瘤、恶性组织细胞病、淋巴瘤、骨髓增生异常综合征等也可见单核细胞增多。

单核细胞减少一般无重要的临床意义。

第三章 血小板检验

第一节 血小板形态检验

一、检验方法学

血小板形态学检查主要是镜下对血小板形态的检查，包括对血细胞分析仪检查血小板数量的评估。形态学检查观察血小板大小、形态、聚集性和分布性情况，对判断和分析血小板相关性疾病具有重要意义。

二、参考范围

正常血小板形态：两面微凸呈圆盘状，直径为1.5～3.0 μm，新生血小板体积大，成熟者体积小。在血涂片上往往散在或成簇分布，其形态多数为圆形、椭圆形或略欠规则；胞质呈淡蓝色或淡红色，中心部位有细小、分布均匀而相聚或分散于胞质中的紫红色颗粒。

三、临床意义

(一)大小异常

血小板大小不均，大、小血小板所占的比例也不一致。

1.大血小板

直径为4～7 μm，巨型血小板直径＞7 μm(似红细胞平均直径)，常为7～20 μm，可＞20 μm，胞质中嗜天青颗粒细小或融合为大颗粒，主要见于原发性血小板减少性紫癜、粒细胞白血病、血小板无力症等疾病。

2.小血小板

直径＜1.5 μm，主要见于缺铁性贫血、再生障碍性贫血等疾病。

(二)形态异常

可以出现杆状、逗点状、蝌蚪状、蛇形和丝状突起血小板等不规则和畸形血小板,正常人偶见(<2%)。影响血小板形状改变的因素很多,故不规则和畸形血小板比值超过10%时才有临床意义。

1.血小板颗粒减少

血小板胞质内嗜天青颗粒减少或无颗粒,胞质呈灰蓝色或淡蓝色,见于骨髓增生或骨髓增生异常综合征等。

2.血小板卫星现象

血小板卫星现象是指血小板黏附、围绕于中性粒细胞(或偶尔黏附于单核细胞)的现象,有时可见血小板吞噬现象。血小板卫星现象是血液分析仪血小板计数假性减少的原因之一(血小板被误计为白细胞数)。

(三)聚集性和分布异常

血小板聚集、分布状态可间接反映其功能。聚集功能正常的血小板在非抗凝血外周血涂片中常可见3~5个聚集成簇或成团,聚集与散在血小板之比为20∶1。

1.血小板增多

血小板增多见于原发性血小板增多症和慢性粒细胞白血病等疾病。

2.血小板减少

血小板减少见于再生障碍性贫血和原发性血小板减少性紫癜等疾病。

3.血小板功能异常

血小板功能异常见于血小板无力症,血小板散在分布不出现聚集。

第二节　血小板计数检测

血小板计数是测定全血中血小板的浓度,是凝血检查最常用的试验之一。

一、检测原理

(一)原理(草酸铵稀释液法)

血液用草酸铵稀释液进行定量稀释,溶破红细胞,混匀后注入计数池中,再根据稀释的比例计算出每升血液中的血小板数。

(二)器材和试剂

(1)普通或相差显微镜。

(2)草酸铵稀释液:分别溶解草酸铵 1.0 g 和乙二胺四乙酸钠盐 0.012 g,混合后用蒸馏水定容至 100 mL。

(三)操作

1.加稀释液

于洁净试管中加入稀释液 0.38 mL。

2.混匀血液

准确吸取全血 20 μL,擦去管壁外的附着血液,加入血小板稀释液中,立即充分轻轻混匀,待完全溶血后再混匀 1 分钟。

3.充池静止

取上述混匀的血小板悬液注入计数池中,静置 10～15 分钟,使血小板沉降至池底。

4.镜检计数

在显微镜下,用高倍镜计数中央大方格(即 400 个小方格)内的血小板数,计算公式如下:血小板数/L＝中央大方格血小板数$\times 10 \times 20 \times 10^{6}$＝中央大方格血小板数$\times 0.2 \times 10^{9}$。

二、方法学评价

(一)血液分析仪法

测定速度快、重复性好、准确性高,是目前常规筛检血小板计数的主要方法。但血液分析仪还不能完全排除非血小板有形成分(如红、白细胞碎片或杂物)的干扰,故当仪器测定血小板数量异常时,仍需复核血小板计数和/或血涂片结果。

(二)流式细胞仪法

用免疫法荧光素标记血小板单克隆抗体,用流式细胞仪计数血小板,是国际上目前血小板计数的参考方法。

(三)相差显微镜计数法

用相差显微镜计数经草酸铵稀释液处理后的血小板,血小板立体感增强易于识别,是手工法血小板计数参考方法。

（四）普通光学显微镜计数法

据血小板计数稀释液是否破坏红细胞分为破坏或不破坏红细胞 2 种计数法。草酸铵稀释液破坏红细胞能力强，血小板形态清晰易辨，为首选稀释液法。

三、质量保证

原则是避免血小板被激活、破坏，避免杂物污染。

（一）检测前

采血是否顺利、选用的抗凝剂是否合适、储存时间是否适当。

（二）检测中

手工法血小板计数应定期检查稀释液质量，先做稀释液空白计数，以确认稀释液是否存在细菌污染或其他杂质。

（三）检测后

核准血小板计数的方法如下。

（1）用同一份标本制备血涂片染色，镜检观察血小板数量（正常可见 8～15 个/油镜视野），无大量血小板凝块、无大量大型血小板等，同时注意有无异常增多红细胞、白细胞碎片等。否则，易干扰血小板计数准确性。

（2）用参考方法核对。

（3）同 1 份标本 2 次计数，误差应＜10％，取 2 次均值报告，误差＞10％需第 3 次计数，取 2 次相近结果均值报告。

四、参考值

（100～300）$\times 10^{9}$/L。

五、临床意义

（一）生理性

血小板数量随时间和生理状态的不同而变化，午后略高于早晨；春季较冬季低；平原居民较高原居民低；月经前减低，月经后增高；妊娠中晚期增高，分娩后减低；运动、饱餐后增高，休息后恢复。静脉血血小板计数比毛细血管高 10％。

（二）病理性

1.减少

血小板数量减少主要见于急性白血病、再生障碍性贫血、放射线损伤、原发性血小板减少性紫癜、脾功能亢进、弥散性血管内凝血、血栓性血小板减少性紫癜等疾病。

2.增多

血小板数量增多主要见于慢性粒细胞白血病、原发性血小板增多症、真性红细胞增多症、大出血、急性溶血、脾切除等疾病。

第三节　血小板功能检验

一、血小板聚集试验

(一)原理

在特定的连续搅拌条件下,向富血小板血浆中加入诱导剂时,由于血小板发生聚集,悬液的浊度就会发生相应的改变,光电池将浊度的变化转换为电信号的变化,在记录仪上予以记录。根据描记虚线即可计算出血小板聚集的程度和速度。

(二)试剂与器材

(1)血小板聚集测定仪及记录仪(量程 10 mV 电子电位差计)。

(2)富血小板血浆及贫血小板血浆。

(3)100 μL 微量加液器、硅化试管及注射器或塑料试管及注射器。

(4)血小板聚集诱导剂二磷酸腺苷、肾上腺素、胶原、花生四烯酸、凝血酶等。

(三)操作

(1)用硅化注射器从肘静脉顺利取血 4.5 mL,注入含有 0.5 mL 枸橼酸钠的硅化或塑料离心管中,充分混匀。

(2)富血小板血浆的制备:以 1 000 r/min 的转速离心 10 分钟,小心取出上层血浆,计数血小板并调至(100～200)$\times 10^9$/L。

(3)贫血小板血浆的制备:将剩余血液以 3 000 r/min 的转速离心 20 分钟,上层较为透明的液体即为血小板血浆,其血小板计数一般低于 10×10^9/L。

(4)将富血小板血浆的标本置于仪器比浊管内(体积视聚集仪而定),放入测定孔内并调节透光度为 10,并加搅拌磁棒,37 ℃预热 3 分钟。

(5)打开记录仪走纸开关,描记 10 秒的富血小板血浆基线,随后在富血小板血浆中加入诱导剂,同时开始离心(1 000 r/min),测定时间为 6～10 分钟,记录走纸速度一般为 2 cm/min,记录聚集波型。

(四)参考区间

(1)浓度 6×10^{-6} mol/L 的二磷酸腺苷血小板最大聚集率为(35.2±13.5)%,坡度为(63.9±22.2)度。

(2)浓度 4.5×10^{-5} mol/L 的肾上腺素可引起双相聚集曲线,此时第一相血小板最大聚集率为(20.3±4.8)%;坡度为(61.9±32.9)度。

(五)注意事项

(1)避免反复穿刺而将组织液抽到注射器内,或将气泡混入。组织液可使少量凝血酶形成而引起血小板聚集。

(2)时间:实验应在采血后 3 小时内完成。时间过长会降低血小板的聚集强度或速度。

(3)温度:采血后的标本应放在 15～25 ℃的室温下,低温会使血小板激活,黏附、聚集能力增加或有自发性聚集,故切忌放入冰箱。

(4)血浆的 pH:采血后血液中的 CO_2 不断逸出使血浆 pH 上升。pH 6.8～8.5的标本可获得最佳聚集效果,pH 低于 6.4 或高于 10.0 时,将会使聚集受抑制或消失。

(5)抗凝剂:Ca^{2+} 是血小板聚集过程中的重要因素。血小板聚集程度随血浆中枸橼酸钠浓度的降低而增高,因此在贫血患者应按公式(100－细胞比容)×血液(mL)×0.001 85 调整抗凝剂的用量。乙二胺四乙酸由于螯合 Ca^{2+} 作用强,不能引起血小板聚集,因此,忌用乙二胺四乙酸作为抗凝剂。

(6)红细胞混入、溶血及血浆脂类等因素可降低悬液透光度,掩盖血小板聚集的变化。因此,采血当天也应禁饮牛奶、豆浆和进食高脂肪食品。

(7)药物:阿司匹林、氯吡格雷、双嘧达莫、肝素、双香豆素等均可抑制血小板聚集。阿司匹林抑制血小板聚集作用可持续 1 周,故采血前 1 周内不应服用此类药物。

(8)血小板接触表面:接触血小板的玻璃器皿如未经硅化,可影响血小板凝集力,甚至使原来正常者出现异常结果。

(9)诱导剂:二磷酸腺苷在保存中会自行分解产生一磷酸腺苷,所以配制成溶液后应在－20 ℃的冰箱中贮存。一般半年内活性不会降低。应用肾上腺素时,应裹以黑纸避光,以减少分解。诱导剂的种类和浓度对血小板聚集结果有影响,因此,临床判断时应该注明所用的诱导剂的浓度,以便进行对比。

(10)血小板聚集试验的测定方法较多,包括富含血小板的血浆透射比浊法、全血电阻抗法、剪切诱导法、光散射比浊法、微量反应板法和自发性血小板聚集试验等。

富含血小板的血浆透射比浊法最常用,对鉴别和诊断血小板功能缺陷最有价值,但其不足是制备富含血小板血浆时可因离心作用激活血小板,对小的血小板聚集块不敏感,高脂血症可影响富含血小板血浆的透光度。

全血电阻抗法应用全血标本,不需要离心血液,更接近体内血小板聚集的生理状态,可用于常规的手术前血小板聚集功能评价、血小板聚集功能增高监测、抗血小板药物疗效观察等,但其不足之处是每次测定需要清洗电极、检测时间长、对血小板的小聚集块不敏感等。

(11)富含血小板血浆透射比浊法测定时,血小板的浓度对聚集率的影响较大,一般应调整为$(150\sim200)\times10^9/L$较为适宜。当患者全血血小板计数$<100\times10^9/L$或更低时,富含血小板血浆的血小板浓度较低,可使血小板聚集率减低。

(六)临床意义

(1)血小板聚集率降低:见于血小板无力症、低(无)纤维蛋白原血症、尿毒症、肝硬化、肝豆状核变性、维生素B_{12}缺乏症及服用血小板抑制药物(如阿司匹林、氯吡格雷、双嘧达莫等)等。

(2)血小板聚集率增高:见于血栓性疾病,如急性心肌梗死、心绞痛、糖尿病伴血管病变、脑血管病变、高β-脂蛋白血症、抗原-抗体复合物、人工瓣膜、口服避孕药等。

(3)阿司匹林抵抗标准:用10 μmol/L二磷酸腺苷诱导血小板平均聚集率≥70%和用0.5 mmol/L和花生四烯酸诱导血小板平均聚集率≥20%。

(4)在选用血小板聚集试验的激活剂时,应根据目的不同选择不同种类及其浓度。检测血小板聚集功能亢进时,宜选用低浓度(2~3 μmol/L)的二磷酸腺苷。检测血小板聚集功能缺陷时,如诊断血小板无力症,应选用高浓度(5~10 μmol/L)的二磷酸腺苷,并用多种诱导剂均出现聚集减低或不聚集时,才能确定血小板聚集功能缺陷。

(5)服用阿司匹林时,花生四烯酸诱导的血小板聚集减低更为灵敏,适用于药物剂量与疗效监测。

(6)瑞斯托霉素诱导的血小板凝集试验并不导致血小板的激活,其凝集率的高低不反映血小板的聚集功能,仅与血小板膜糖蛋白Ⅰb和血浆中血管性血友病因子有关。

二、血浆β-血小板球蛋白和血小板第4因子测定

血浆β-血小板球蛋白(β-thromboglobulin,β-TG)和血小板第4因子(platelet factor 4,PF_4)测定方法具体如下。

(一)原理

酶标双抗夹心法。

(二)试剂与器材

(1)测定β-TG酶联免疫吸附测定试剂盒。

(2)测定PF_4酶联免疫吸附测定试剂盒。

(3)酶标仪。

(三)操作

具体操作详见试剂盒说明书,并严格按说明书步骤进行操作。

(四)注意事项

(1)每次必须同时测定系列标准抗原,以便作标准曲线。

(2)凡酶联免疫吸附测定中应注意的问题均要重视。

(3)血浆β-TG和PF_4的影响因素较多,当血小板在体外被活化后,可致血浆水平假性增高。即使仅有1/1 000的血小板在体外释放其α颗粒的内含物,血浆β-TG、PF_4就可成倍增加,二者比例变化不大;此外,当肾脏排泄功能异常、血小板破坏过多时,血浆β-TG、PF_4也可增高。而体内血小板活化,α颗粒内含物所释放的β-TG、PF_4同步升高,但后者可以和内皮细胞表面的硫酸乙酰肝素结合,使血浆含量减低,β-TG/PF_4比值升高。同时进行血浆β-TG和PF_4测定,有助于判断血小板是否在体外活化。

(五)参考区间

血浆β-TG为(16.4±9.8)ng/mL;PF_4为(3.2±2.3)ng/mL。

(六)临床意义

血浆β-TG和PF_4增高表示血小板被激活及其释放反应亢进,见于血栓前状态和血栓栓塞性疾病,例如急性心肌梗死、脑血管病变、尿毒症、妊娠期高血压疾病、肾病综合征、糖尿病伴血管病变、弥散性血管内凝血、静脉血栓形成等。

三、血浆 P-选择素测定

（一）原理

酶联双抗夹心法。

（二）试剂与器材

（1）可拆式包被反应条。

（2）酶标抗体。

（3）标准品。

（4）底物邻苯二胺片剂。

（5）稀释液。

（6）洗涤液。

（7）底物缓冲液。

（8）终止液。

（三）操作

1.静脉采血

以 1/10 体积抽取静脉血置 2% 乙二胺四乙酸钠盐塑料抗凝管中，以 3 000 r/min的转速离心 10 分钟，收集血浆。

2.标准品的稀释

将标准品用 300 μL 稀释液准确复溶，用稀释液做 5 次倍比稀释，得 6 个（2.5 ng/mL、5 ng/mL、10 ng/mL、20 ng/mL、40 ng/mL、80 ng/mL）标准点。

3.加样

每孔加不同浓度标准品或待测血浆 100 μL，空白对照孔中加入稀释液 100 μL，37 ℃孵育 90 分钟。

4.洗涤

弃去反应孔内液体，将洗涤液注满各孔，静置 3 秒，甩干，反复 3 次后拍干。

5.加酶标抗体

每孔加入酶标抗体 100 μL，37 ℃孵育 60 分钟。

6.洗涤

弃去反应孔内液体，将洗涤液注满各孔，静置 3 秒，甩干，反复 3 次后拍干。

7.显色

临用前每片用 5 mL 底物缓冲液溶解。每孔加底物液 100 μL，37 ℃孵育

15～20 分钟。

8.终止

每孔加终止液 50 μL。

9.比色

在酶标仪上 492 nm 处，以空白孔调零，测定各孔 A 值。

10.数据计算

以 A492/标准品作标准曲线，随后由标准曲线查出待测样品 P-选择素含量。

（四）参考区间

9.4～20.8 ng/mL。

（五）注意事项

（1）采血过程应严格、仔细，采血后应尽快分离血浆，避免血小板被激活，引起 P-选择素假性增高。

（2）酶联免疫吸附测定应严格按操作基本要求进行，否则易造成白板、颜色浅、污染等现象。

（3）实验温度条件以 25 ℃以下为佳。

（六）临床意义

血浆 P-选择素水平可反映体内血小板或内皮细胞活化程度，并可为动静脉栓塞等血栓性疾病，糖尿病等代谢性疾病及免疫炎症性疾病等病程、病情观察及疗效评估提供较特异判断指标。

四、11-去氢-血栓烷 B_2（11-DH-TXB_2）测定

（一）原理

酶联抗体竞争法。

（二）试剂与器材

（1）11-DH-TXB_2抗血清。

（2）乙酰胆碱酯酶标记的 11-DH-TXB_2。

（3）11-DH-TXB_2标准品。

（4）酶免疫测定缓冲液。

（5）洗涤液。

（6）Tween-20。

（7）包被微量测试板。

(8)Ellman 试剂。

(9)酶标仪。

(三)操作

(1)标本:静脉血 1.8 mL 以 2%的乙二胺四乙酸钠盐 0.2 mL 抗凝,以 3 000 r/min的转速离心 15 分钟。取得上层血浆,立即提取或于−20 ℃储存。

(2)酶标板以纯化的鼠抗兔 IgG 包被(每孔 2 μg),并用牛血清蛋白封闭。

(3)测定前甩干液体。

(4)依次加入倍比稀释的 11-DH-TXB_2标准品(从 125 ng/L 开始稀释,共 8 个稀释度)或待测血浆(直接测定)每孔各 50 μL、兔抗 11-DH-TXB_2抗体每孔 50 μL 和经乙酰胆碱酯酶标记的 11-DH-TXB_2每孔 50 μL。

(5)混匀后置于 4 ℃环境过夜。

(6)以洗涤液洗板 5 次后,每孔加入酶底物试剂 200 μL。

(7)用酶标仪在 410 nm 处测定各孔的吸光度值。

(8)用半对数纸绘制标准曲线,样品含量从曲线中查得。

(四)参考区间

(76.3±48.1)ng/L。

(五)注意事项

血小板花生四烯酸代谢的主要活性产物是血栓烷 A_2,血栓烷 A_2不稳定,半衰期约 30 秒,很快转变为稳定、无活性的血栓烷 B_2,因而测定血浆血栓烷 B_2可反映血小板的花生四烯酸代谢状态。然而,当血液中血小板在体外被活化后,可致血浆血栓烷 B_2水平假性增高。11-DH-TXB_2是体内血栓烷 B_2经肝脏氧化酶或脱氢酶代谢的产物,由肾脏排出,其浓度不受体外因素或操作的影响。因此,11-DH-TXB_2水平比血栓烷 B_2水平更能准确地反映体内血小板血栓烷 A_2的合成情况;尿 11-DH-TXB_2检测较血液检测更加便利。

(六)临床意义

1.11-DH-TXB_2增高

11-DH-TXB_2增高见于糖尿病、动脉粥样硬化、急性心肌梗死等血栓前状态和血栓病的患者。

2.11-DH-TXB_2减少

11-DH-TXB_2减少见于服用阿司匹林等非甾体抗炎药或先天性血小板环氧化酶缺陷患者。

第四章 尿液检验

第一节 尿液显微镜检验

一、上皮细胞

尿中所见的上皮细胞可由肾、尿路等处细胞脱落混入所致，包括肾小管上皮细胞（又称小圆上皮）、移行上皮细胞、鳞状上皮细胞。

临床意义如下。

（1）肾小管上皮细胞常提示肾小管有病变，见于急性肾小管肾炎。

（2）移行上皮细胞在正常尿中不易见到，在肾盂、输尿管或膀胱颈炎症时可成片脱落。

（3）正常尿中可见少量鳞状上皮细胞，妇女尿中可大量出现，临床意义不大。若同时伴有大量白细胞，应注意泌尿系统炎症，肾盂肾炎时也增高。

二、白细胞

尿中白细胞一般多为中性分叶核粒细胞，在肾移植术后和淋巴细胞性白血病患者的尿中可见大量淋巴细胞。

（一）正常参考值

男性：<3 个/高倍镜视野。

女性：<5 个/高倍镜视野。

<200 万个/24 小时。

（二）临床意义

尿中白细胞≥5 个/高倍镜视野为镜下脓尿。主要见于泌尿系统感染，如肾盂肾炎、肾结核、膀胱炎、尿道炎、精囊炎、前列腺炎等。

三、红细胞

(一)正常参考值

<3 个/高倍镜视野。

<100 万个/24 小时。

(二)临床意义

尿红细胞≥3 个/高倍镜视野,尿外观无血色者为镜下血尿。

血尿的出现提示泌尿系统有出血,见于急性肾炎、肾结核、尿路结石、肾肿瘤、出血性疾病等。

正常人在激烈运动或重体力活动后可出现暂时性的镜下血尿。

四、管型

管型是蛋白质、细胞及其破碎产物在肾小管内凝固而形成的圆柱状体。

(一)正常参考值

无管型或偶见透明管型。

(二)临床意义

1.透明管型

正常人尿中一般无透明管型。偶见于老年人清晨第一次尿中,在激烈运动后、高热、全身麻醉等情况下,可一过性出现。

在肾实质病变时,如急性肾小球肾炎的早期及恢复期、肾盂肾炎、肾动脉硬化可明显增多,恶性高血压和充血性心功能不全时亦可见到。

2.细胞管型

根据管型基质内所含细胞种类的不同,可分为以下几种类型。

(1)红细胞管型:红细胞管型是由于肾小球或肾小管出血,或血液流入肾小管所致。常见于急性肾小球肾炎、慢性肾小球肾炎急性发作期、急性肾小管坏死、肾移植术后急性排斥反应。此管型还可能是某些疾病有肾损害时,或是某些肾病的唯一表现,如系统性红斑狼疮和其他结缔组织病、肾硬化、肾静脉血栓形成等。

(2)白细胞管型:此种管型的出现,提示有化脓性炎症,常见于肾盂肾炎、间质性肾炎等。

(3)肾上皮细胞管型:此种管型出现,提示有肾小管病变,常见于急性肾小管坏死、药物或重金属中毒及肾移植术后排斥反应、妊娠子痫等。

(4)混合细胞管型:此种管型见于肾炎反复发作,肾充血、坏死及肾病综合征等。

3.颗粒管型

根据其颗粒的粗细又可分为粗颗粒和细颗粒管型两种。

(1)细颗粒管型大量出现见于急性肾炎后期和慢性肾炎时。

(2)粗颗粒管型见于慢性肾炎或某些原因(如药物中毒)引起肾小管损伤时。

4.蜡样管型

此种管型出现提示局部肾单位有长期阻塞,有少尿或无尿现象存在,说明肾病变严重,见于慢性肾小球肾炎的晚期肾功能不全及肾淀粉样变。

5.脂肪管型

脂肪管型见于慢性肾小球肾炎,尤其多见于肾病综合征时。

6.宽大管型

宽大管型又称肾功能不全管型,可见于慢性肾炎尿毒症时。

五、结晶

尿中结晶多来源于食物或盐类的代谢物的析出,一般无临床意义。

若出现于新鲜尿液中,并同时伴有多量红细胞,应怀疑有结石的可能;新鲜尿中出现尿酸铵,并有大量白细胞,表示膀胱有细菌感染。在酸性尿中,检出磺胺类药物结晶,应立即停药并碱化尿液。

六、寄生虫及虫卵

乳糜尿中可能找到微丝蚴;泌尿系统感染时,可见阴道毛滴虫,在新鲜尿中可见其梨形滋养体;埃及血吸虫侵入肾及膀胱时,其虫卵可由尿中排出;污染粪便的尿液,有时亦可见到虫卵;污染精液的尿液,可找到精虫,但通常已无活动能力。

第二节 尿液理学检验

一、尿量

尿量一般指24小时内排出体外的尿总量,有时也指每小时排出的尿量。

尿量的多少主要取决于肾脏生成尿的能力和肾脏的浓缩与稀释功能。内分泌功能、精神因素、活动量、饮水量、环境温度、药物应用等多种因素可影响尿量。

(一)质量控制

尿量采集必须完全而准确,使用标准量筒进行尿量测定,精确至 1 mL。

(二)参考值

成年人:1 000～2 000 mL/24 h。儿童:按儿童每公斤体重计排尿量,为成年人的 3～4 倍。

(三)临床意义

1.多尿

多尿是指 24 小时尿总量成人超过 2 500 mL,儿童超过 3 L 者。

(1)生理性多尿可见于:①饮水过多或食用含水分高的食物。②服用有利尿作用的食品,如咖啡等。③使用某些药物,如咖啡因、噻嗪类、脱水剂等。④静脉输注液体过多,如输用生理盐水、糖盐水或其他液体等。⑤精神紧张、癔症等,可引起暂时性、精神性多尿。

(2)病理性多尿。①内分泌疾病:如尿崩症,指抗利尿激素严重分泌不足或缺乏(中枢性尿崩症),或肾脏对抗利尿激素不敏感或灵敏度减低(肾源性尿崩症),患者 24 小时尿量可多达 5～15 L,尿比重常为 1.005 以下,尿渗透压在 50～200 mmol/L。病理性多尿还见于甲状腺功能亢进、原发性醛固酮增多症等。②代谢性疾病:如糖尿病引起的多尿,主要是由渗透性利尿所致,患者尿比重、尿渗透压均增高。③肾脏性疾病:如慢性肾炎、慢性肾盂肾炎、慢性肾衰竭早期、肾小管酸中毒Ⅰ型、急性肾衰竭多尿期、失钾性肾病等。肾小管破坏致肾浓缩功能逐渐减退亦可引起多尿。肾性多尿常具有昼夜尿量的比例失常、夜尿量增多的特点,即昼夜间尿量比<2∶1。

2.少尿

少尿是指 24 小时尿量少于 400 mL,或每小时尿量持续<17 mL(儿童<0.8 mL/kg)。生理性少尿多见于机体缺水或出汗过多,少尿可能在机体出现脱水的临床症状和体征之前。病理性少尿可见于如急性肾衰竭、慢性肾病。

(1)肾前性少尿:由于各种原因造成肾血流量不足,肾小球滤过率减低所致。①肾缺血:各种原因引起的休克、过敏、失血过多、心力衰竭、肾动脉栓塞、肿瘤压迫等。②血液浓缩:严重腹泻、呕吐、大面积烧伤、高热等。③血容量减低:重症肝病、低蛋白血症引起全身水肿。④应激状态:严重创伤、感染(如败血症)等。

(2)肾后性少尿:多是由于各种原因所致的尿路梗阻引起。①肾或输尿管结石、损伤、肿瘤、凝块或药物结晶(如磺胺类药)、尿路先天性畸形等。②膀胱功能障碍、前列腺肥大症、前列腺癌等。

(3)肾性少尿:因肾实质的病变导致肾小球和肾小管功能损害所致。在排除肾前和肾后性少尿后,可考虑肾性少尿。①急性肾小球肾炎、急性肾盂肾炎、慢性肾炎急性发作、急性间质性肾炎及急性肾小管坏死等。此种尿具有高渗量的特性。②慢性疾病所致肾衰竭时,也可出现少尿,但特征为低尿比重、低尿渗量性少尿,如高血压性和糖尿病肾血管硬化、慢性肾小球肾炎、多囊肾等。③血红蛋白尿、肌红蛋白尿等。

(4)肾移植急性排斥反应时,尿量可突然减低。

3.无尿

无尿指尿量<100 mL/24 h,或<17 mL/h。肾受汞等毒性物质损害,常可引起急性肾小管坏死,而突然引起少尿及尿闭。

二、尿颜色和透明度

(一)检测原理

通过肉眼观察判断尿外观。透明度可分为清晰透明、轻度浑浊(雾状)、浑浊(云雾状)、明显浑浊 4 个等级。

(二)方法学评价

尿色和透明度判断受主观因素影响。尿透明度还易受某些盐类结晶的影响。临床应用仅作参考。

(三)质量控制

(1)使用新鲜尿:尿放置时间过长,盐类结晶析出、尿胆原转变为尿胆素、细菌增殖和腐败、尿素分解,均可使尿颜色加深、浑浊度增高。

(2)防止污染。

(3)标准统一:统一尿液分析仪、干化学试带或检验人员判断尿液颜色和透明度的标准。

(四)参考值

新鲜尿:淡黄色、清晰透明。

(五)临床意义

1.生理性变化

(1)代谢产物:生理性影响尿颜色的主要是尿色素、尿胆素、尿胆原等。

(2)饮水及尿量:大量饮水、尿量多则尿色淡;尿色深见于尿量少、饮水少或运动、出汗、水分丢失。

(3)药物的影响:如服用维生素 B_2、呋喃唑酮、小檗碱、牛黄、米帕林使尿呈黄色或深黄色;番泻叶、山道年等使尿呈橙色或橙黄色;酚红、番泻叶、芦荟、氨基匹林、磺胺药等使尿呈红色或红褐色。

(4)盐类结晶及酸碱度:生理性尿浑浊的主要原因是含有较多的盐类,常见有以下 2 类。①尿酸盐结晶:在浓缩的酸性尿遇冷时,可有淡红色结晶析出。②磷酸盐或碳酸盐结晶:尿呈碱性或中性时,可析出灰白色结晶。

2.病理性变化

(1)无色:尿无色且伴尿比重增高,可见于糖尿病;如比重度低,可见于尿崩症。

(2)血尿:①肉眼血尿是当每升尿含血量达到或者超过 1 mL 时,尿呈淡红色、洗肉水样,雾状或云雾状,浑浊外观。含血量较多时,尿呈鲜红色、稀血样或混有血凝块。②镜下血尿是尿经离心沉淀镜检时发现红细胞数>3 个/高倍镜视野。

1)泌尿生殖系统疾病是引起血尿最常见的原因(约占 98%),如肾或尿路结石、结核、肿瘤,各型肾小球肾炎、肾盂肾炎、多囊肾,肾下垂、肾血管畸形或病变,以及生殖系统炎症、肿瘤、出血(如前列腺炎、肿瘤、输卵管炎、子宫颈癌等)。尿三杯试验,如血尿以第一杯为主,多为尿道出血;以第三杯为主,多为膀胱出血;如三杯均有血尿,多见于肾脏或输尿管出血。

2)全身性疾病包括以下几种。①血液病:如白血病、再生障碍性贫血、血小板减低性紫癜、血友病等。②感染性疾病:如感染性心内膜炎、败血症、肾病综合征、出血热、高热、重症感冒。③结缔组织疾病:如系统性红斑狼疮、血管炎等。④心血管疾病:如高血压肾病、肾动脉硬化病、心力衰竭、心血管神经症等。⑤内分泌代谢疾病:如痛风、糖尿病等。

3)泌尿系统邻近器官疾病:如急性阑尾炎、急性或慢性盆腔炎、宫外孕、结肠或直肠憩室炎症、恶性肿瘤,但血尿程度多较轻。

4)药物毒副作用:如磺胺类、水杨酸类、抗凝血类、某些抗生素类、环磷酰胺等。

(3)血红蛋白尿：尿游离血红蛋白超过参考值(<0.3 mg/L)时，引起尿隐血试验阳性者称为血红蛋白尿。正常人血浆中血红蛋白含量很低(<50 mg/L)，且通过与肝脏结合珠蛋白结合后，形成大分子化合物结合血红蛋白，后者不能从肾小球滤过。当血管内发生大量溶血时，由于红细胞大量破坏，大量血红蛋白释入血浆中形成血红蛋白血症，溶血产生的血红蛋白超过了肝脏结合珠蛋白所能结合的能力，可经肾小球滤过，若其含量超过了肾小管重吸收能力时，便形成血红蛋白尿。血红蛋白尿多见于血型不合的输血反应、阵发性睡眠性血红蛋白尿、蚕豆病、溶血性疾病等。

与血尿鉴别：①离心沉淀后的尿上清液。前者仍为红色，后者红色消退。②镜检沉淀物。前者不见红细胞或仅见红细胞碎片，后者见大量完整的红细胞。③用上清液做隐血试验。前者呈强阳性，后者一般呈阴性或仅呈弱阳性。④用上清液做尿蛋白定性试验。前者阳性不变，后者结果减弱或呈阴性。

与假性血尿鉴别：如卟啉尿外观呈红葡萄酒色。碱性尿中存在酚红、番泻叶、芦荟等物质，或酸性尿中存在氨基比林、磺胺等药物时，均显示不同程度的红色。

(4)肌红蛋白尿：正常人尿中含量甚微，故不能从尿中检出。当机体心肌或骨骼肌组织发生严重损伤时，尿肌红蛋白检查呈阳性，称为肌红蛋白尿。

病因包括以下几项。①创伤：如挤压综合征、电击伤、烧伤、手术创伤造成肌肉严重损伤者。②肌肉疾病：如原发性皮肌炎、多发性肌炎等。③心肌梗死：引起心肌组织广泛坏死，尿肌红蛋白测定可能对心肌梗死的早期诊断有一定参考价值。④代谢性疾病：如恶性高热、肌糖原积累病。⑤缺血性肌损伤：如剧烈运动后或长途行军后、惊厥性疾病发作等。

与血红蛋白尿区别：由于肌肉损伤也常伴有红细胞破坏，故肌红蛋白尿同时也伴有血红蛋白尿，所以应注意肌红蛋白与血红蛋白的区别。①颜色：肌红蛋白尿呈粉红色、暗褐色。②溶解性：肌红蛋白能溶于80%饱和度的硫酸铵溶液中，而血红蛋白则不溶。

(5)胆红素尿：胆红素尿外观呈深黄色，振荡后产生的泡沫亦呈黄色。此点可与正常尿或药物性深黄色尿鉴别，后者尿振荡后泡沫呈乳白色。胆红素尿不宜在空气中久置。胆红素尿可见于阻塞性黄疸或肝细胞性黄疸。

(6)乳糜尿：乳糜液或淋巴液进入尿中，尿呈乳白色浑浊称为乳糜尿。乳糜尿产生的机制包括以下内容。①泌尿系统淋巴管破裂：多因淋巴循环受阻，从肠道吸收的乳糜液反流进入泌尿系统淋巴管，致使淋巴管内压不断增高而破裂，淋巴液进入尿中所致。②深部淋巴管阻塞：乳糜液不能流入乳糜池，而反流到泌尿系统淋巴管所致。

常见疾病：乳糜尿多为丝虫病所致，少数为腹膜结核、肿瘤、胸腹部创伤或手术、先天性淋巴管畸形及肾病综合征等。

鉴别特点：①乳糜试验。在尿中加入等量乙醚或氯仿，提取乳糜，用苏丹Ⅲ染色，可呈阳性。②与脓尿与菌尿鉴别。乳糜尿以脂肪颗粒为主，少见血细胞、脓细胞、细菌。

(7)脓尿与菌尿：①脓尿常含有脓丝状悬浮物，放置后可有云絮状沉淀。②菌尿内含大量的细菌，多呈云雾状，静置后也不下沉。

常见病因：脓尿、菌尿均见于肾盂肾炎、膀胱炎、前列腺炎、精囊炎、尿道炎等。

鉴别试验：①镜检。脓尿时，可见大量白细胞及成堆的脓细胞；菌尿则是以细菌为主。②蛋白定性。脓尿、菌尿均为阳性，且不管加热或加酸，其浑浊度均不消失。

(8)结晶尿：常见类型有以下2种。①磷酸盐和碳酸盐：使尿呈淡灰色、白色混浊。②尿酸盐：析出后尿呈淡粉红色混浊或沉淀。

鉴别试验：与脓尿、菌尿鉴别。①加热法：浑浊消失多为结晶尿，产生沉淀可能是脓尿、菌尿。②加酸或加碱：磷酸盐和碳酸盐尿，加入5%～10%乙酸数滴，浑浊可消失；如同时有气泡产生则多为碳酸盐结晶。③镜检：可见大量盐类结晶；脓尿、菌尿，镜下可见大量脓细胞、白细胞、细菌。④蛋白定性：为阴性，脓尿、菌尿多为阳性。

与乳糜尿鉴别：可用乳糜试验加以鉴别，前者为阴性，后者为阳性。

三、尿比重测定

尿液在4℃时，与同体积纯水重量之比称为尿比重。尿中可溶性的固体物质主要是尿素(25%)、肌酐和氯化钠(25%)。

(一)检测方法

(1)化学试带法：又称干化学法，有目视比色法和仪器比色法。

(2)尿比重计法。

(3)其他方法：①折射计法；②超声波法；③称量法。

(二)方法学评价

1.化学试带法

测定简便，不受高浓度的葡萄糖、蛋白质或放射造影剂的影响，但精确度差，只用作过筛试验。

2.尿比重计法

现已很少使用。

3.折射计法

具有易于标准化、标本用量少(1 滴尿)等优点。

(三)质量控制

1.化学试带法

(1)使用与仪器匹配、合格、有效期内的试带。

(2)每天用标准色条进行校准。

(3)如尿 pH>7.0,测定值应增高 0.005。

(4)化学试带法对过高或过低的尿比重不敏感,应以折射计法为参考。

(5)评价肾脏的浓缩、稀释功能时,应进行连续多次测定才有可靠价值。

2.尿比重计法

尿比重计要通过校正后使用,测定时尿量要足,液面应消除泡沫,要对尿温度、尿蛋白尿、糖尿进行校正。

3.其他方法

折射计法:测尿前要按操作时的室温进行温度补偿调校。

(四)参考值

晨尿或通常饮食条件下:1.015～1.025。随机尿:成人 1.003～1.035(至少有 1 次在 1.023 或以上,1 次在 1.003 或以下);新生儿 1.002～1.004。

(五)临床意义

尿比重测定是临床上估计肾脏浓缩稀释功能常用的指标。

1.高比重尿

高比重尿见于:①急性肾小球肾炎、急性肾衰竭少尿期。②肾前性少尿疾病,如肝病、心功能不全、周围循环衰竭、高热、脱水以及糖尿病、蛋白尿、使用放射造影剂等。

2.低比重尿

尿比重<1.015 时,称低比重尿或低张尿。如尿比重固定在 1.010±0.003(与肾小球滤过液比重接近),称为等渗尿或等张尿,提示肾脏稀释浓缩功能严重损害。主要见于:①急性肾小管坏死、急性肾衰竭多尿期、慢性肾衰竭、肾小管间质疾病等。②尿崩症:常为低比重尿,尿比重测定有助于多尿时糖尿病与尿崩症

的鉴别。

四、尿渗量测定

尿渗量是反映溶解在尿中具有渗透作用的溶质颗粒(分子或离子等)数量的一种指标,是表示肾脏排泄到尿中所有溶质颗粒的总数量。尿渗量主要与尿中溶质颗粒数量、电荷有关,而与颗粒大小关系不大。尿渗量能较好地反映肾脏对溶质和水的相对排出速度,更确切地反映肾脏浓缩和稀释功能,因此是评价肾脏浓缩功能较好的指标。

(一)方法学评价

尿渗量和尿比重测定比较:两者都能反映尿中溶质的含量。虽然尿比重测定比尿渗量测定操作简便,成本低,但尿比重测定易受溶质性质的影响;而尿渗量主要与溶质的颗粒数量有关,在评价肾脏浓缩和稀释功能上,更优于尿比重。

(二)参考值

尿渗量:600～1 000 mmol/(kg·H_2O)(相当于尿比重为1.015～1.025)。尿渗量/血浆渗量之比为(3.0～4.7)∶1。

(三)临床意义

减低:见于肾小球肾炎伴有肾小管和肾间质病变。显著减低:见于慢性肾盂肾炎、多囊肾等。慢性间质性肾病患者,尿渗量/血浆渗量比可明显减低。

五、尿气味

正常尿的气味是由尿中挥发酸及酯类共同产生的。

(一)正常尿

新鲜尿具有微弱芳香气味,如尿标本置放时间过久或冷藏时间过长,尿素分解,可出现氨臭味。食用葱、蒜、咖喱、韭菜,饮酒过多或服某些药物可有特殊异味。

(二)病理性尿

新鲜排出的尿即有氨臭味,见于慢性膀胱炎、慢性尿潴留等患者;烂苹果味见于糖尿病酮症酸中毒者;腐臭味见于泌尿系统感染或晚期膀胱癌患者;大蒜臭味见于有机磷中毒者;“老鼠尿”样臭味见于苯丙酮尿症患者。

第三节 尿液化学检验

尿液是一种化学成分十分复杂而又很不稳定的体液，它来自血液，也来自泌尿系统及生殖系统的组织及其分泌，许多病理情况都会导致尿液化学成分的改变。

一、尿液酸碱度测定

（一）定义

尿液酸碱度是反映肾脏调节机体内环境体液酸碱平衡能力的重要指标之一，通常简称为尿液酸度。尿液酸度分两种：可滴定酸度和真正酸度。前者可用酸碱滴定法进行滴定，相当于尿液酸度总量，后者是指尿液中所有能离解的氢离子浓度，通常用 pH 来表示。

（二）检测方法及评价

1.试带法

将 pH 广泛试带浸入尿液中，立即取出与标准色板比较测定，用肉眼判断出尿液的 pH，或用仪器判读结果。本法操作简单，可目测或用尿液分析仪检测，是目前应用最广泛的筛检方法。但试带易吸潮变质，易影响准确性。

2.指示剂法

常用的指示剂为 0.4 g/L 溴麝香草酚蓝溶液。显示黄色为酸性尿，显示蓝色为碱性尿，显示绿色为中性尿。本法操作简单，但溴麝香草酚蓝的 pH 变色范围为 6.0～7.6，当尿液 pH 偏离范围时，检测结果不准确。黄疸尿、血尿易干扰指示剂法检测结果。

3.滴定法

本法可检查尿液酸度的总量。临床上，可用于观察尿液酸度的动态监测，但操作复杂。

4.pH 计法

用 pH 电极能直接精确地测定出尿液的 pH。本法精确度较高，可用于酸负荷试验后尿液 pH 检查，对于肾小管酸中毒的定位诊断、分型、鉴别诊断有一定的应用价值。但需要特殊仪器，且操作更烦琐。

(三)质量控制

1.标本必须新鲜

陈旧标本可因尿 CO_2 挥发或细菌生长使 pH 增高,也可因细菌和酵母作用,使尿中葡萄糖降解为酸和乙醇而使 pH 减低。

2.试带法

试带应满足生理和病理尿 pH 的变化范围,未被酸、碱污染,未吸潮变质。

3.指示剂法

一般指示剂多不易溶于水,配制指示剂溶液时,应先用少许碱性溶液(如 NaOH 稀溶液)助溶后,再加蒸馏水稀释到适当浓度,以满足指示剂颜色变化范围,因为指示剂的解离质点状态与未解离质点状态呈现不同的颜色。

4.滴定法

氢氧化物溶液浓度必须标准。

5.pH 计法

应经常校准 pH 计,确保仪器在正常良好状态下检测。

(四)参考值

在正常饮食条件下,晨尿多偏弱酸性,多数尿标本 pH 5.5～6.5,平均 pH 6.0。随机尿 pH 4.5～8.0。尿可滴定酸度为 20～40 mmol/24 h 尿。

(五)临床应用

1.生理性变化

(1)尿液 pH 易受食物影响:如进食含蛋白质高的食物过多或饥饿状态时,尿 pH 减低;而进食过多的蔬菜、水果等含碱性物质较多的食品时,尿 pH 增高。

(2)进餐后尿 pH 增高:机体每次进餐后,尿液的 pH 呈一过性增高,称之为碱潮。

(3)剧烈运动、饥饿、出汗、应激状态等生理活动,夜间入睡后呼吸减慢,体内酸性代谢产物增多均可使尿液 pH 减低。许多药物也会影响尿液 pH。尿内含有大量脓、血或细菌污染,分解尿素可使尿液碱化。

2.病理变化

(1)尿 pH 减低:常见于以下情况。①酸中毒、慢性肾小球肾炎、发热、服用氯化铵等药物时。②代谢性疾病:如糖尿病、痛风、低血钾性碱中毒(肾小管分泌 H^+ 增强,尿酸度增高)等。③其他:如白血病、呼吸性酸中毒。

(2)尿 pH 增高:常见于以下情况。①碱中毒:如呼吸性碱中毒。②严重呕吐。③尿路感染：如膀胱炎、肾盂肾炎、变形杆菌性尿路感染，由于细菌分解尿素产生氨等。④肾小管性酸中毒：尿 pH 呈相对偏碱性。⑤应用利尿剂，进食太多蔬菜、水果等。

3.其他

观察尿液 pH 变化，指导临床用药，预防肾结石的形成和复发，减轻泌尿系统微生物的感染。

二、尿液蛋白质检查

正常人尿蛋白有 200 多种，主要有以下 3 种。①小相对分子质量蛋白：如微球蛋白、溶菌酶、核糖核酸酶以及免疫球蛋白 Fc 片段等。②大相对分子质量蛋白：如尿调节素及分泌型 IgA 等。③中相对分子质量蛋白：如相对分子质量为 4 万～9 万的清蛋白，占尿蛋白总量 50%左右。

（一）蛋白尿定义

尿液中蛋白质超过 150 mg/24 h 或超过 100 mg/L 时，蛋白定性试验呈阳性，即称为蛋白尿。

（二）蛋白尿生成原因及机制

1.肾小球性蛋白尿

肾小球性蛋白尿是因肾小球的损伤而引起的蛋白尿。多因肾小球受到感染、毒素、免疫、代谢等因素的损害后，引起肾小球毛细血管壁破裂，滤过膜孔径加大，通透性增强或电荷屏障作用受损，使血液中相对分子质量较小的血浆蛋白（以清蛋白为主）滤出原尿中。若损害较重时，球蛋白及其他少量大相对分子质量蛋白滤出也增多，超过了肾小管重吸收能力而形成蛋白尿。根据肾小球滤过膜损伤的严重程度及尿液中蛋白质的组分不同，可将其分为两类。

（1）选择性蛋白尿：主要成分是相对分子质量为 4 万～9 万的中相对分子质量的清蛋白。相对分子质量＞9 万的蛋白则极少出现。尿免疫球蛋白/清蛋白的比值＜0.1。尿蛋白半定量多为＋＋＋～＋＋＋＋。当尿蛋白定量＞3.5 g/24 h 时，称为肾病性蛋白尿，最典型的病例是肾病综合征。

（2）非选择性蛋白尿：反映肾小球毛细管壁有严重破裂损伤。尿蛋白成分以大和中相对分子质量蛋白质同时存在为主，尿蛋白中，免疫球蛋白/清蛋白比值＞0.5，半定量为＋～＋＋＋＋，定量在 0.5～3.0 g/24 h，多见于原发性肾小球疾病（如急进性肾炎、慢性肾炎、膜性或膜增生性肾炎等）及继发性肾小球疾病（如糖尿病肾炎、红斑狼疮性肾炎等）。出现非选择性蛋白尿提示预后较差。

2.肾小管性蛋白尿

肾小管受到感染或中毒损伤后，肾小管近曲小管段对肾小球滤过液中的小相对分子质量蛋白质重吸收能力减低，而出现以小相对分子质量蛋白为主的蛋白尿，称为肾小管性蛋白尿。单纯性肾小管性蛋白尿的尿蛋白含量较低，一般<2 g/24 h，定性半定量试验＋～＋＋。肾小管性蛋白尿多见于以下情况。

(1)肾小管间质病变：如间质性肾炎、肾盂肾炎、遗传性肾小管疾病如范科尼综合征、慢性失钾性肾病等。

(2)中毒性肾间质损伤：汞、镉、铀、砷和铋等重金属类或苯四氯化碳等有机溶剂以及卡那霉素、庆大霉素、磺胺、多黏菌素、四环素等抗生素类可引起肾小管上皮细胞肿胀、变性与坏死，又称中毒性肾病。

(3)中草药：如使用马兜铃、木通过量，也可引起高度选择性肾小管蛋白尿，此时常伴有明显管型尿。

(4)器官移植排斥反应等。

3.混合性蛋白尿

混合性蛋白尿指肾脏疾病时，肾小球和肾小管同时或相继受损而产生的蛋白尿，其组分与血浆蛋白相似，但各种组分所占的比例可因病变主要侵害的部位而不同，尿蛋白电泳检查有助于临床对蛋白尿组成的分析、判断及诊断。

4.溢出性蛋白尿

溢出性蛋白尿指血液循环中，出现了大量以中、小相对分子质量为主的异常蛋白质，如游离血红蛋白、肌红蛋白、溶菌酶等增多，经肾小球滤出后，原尿中的含量超过了肾小管重吸收最大能力，而大量出现在尿液中形成的蛋白尿。尿蛋白质定性，多为＋～＋＋，可见于以下情况。

(1)浆细胞病。

(2)急性血管内溶血。

(3)急性肌肉损伤。

(4)其他：如急性白血病时血溶菌酶增高、严重胰腺炎时血淀粉酶增高形成的蛋白尿。

5.组织性蛋白尿

凡肾组织细胞代谢产生的蛋白质、组织破坏分解的蛋白质，以及肾脏组织炎症或受药物等刺激泌尿道组织分泌的蛋白质等，进入尿液中形成的蛋白尿，均称为组织性蛋白尿。定性为±～＋，定量为0.5～1.0 g/24 h。

6.生理性蛋白尿

(1)功能性蛋白尿:机体剧烈运动、发热、低温刺激、精神紧张、交感神经兴奋等生理状态时,导致暂时性、轻度的蛋白尿,称为功能性蛋白尿。这种蛋白尿可随影响机体生理反应因素的消除和肾功能的恢复而消失,定性一般不超过+,定量<0.5 g/24 h,多见于青少年。

(2)体位性蛋白尿:又称为直立性蛋白尿。特点是卧位时,尿蛋白阴性,起床活动或站立过久后,尿蛋白阳性,平卧休息后又为阴性。亦多见于青少年。

7.偶然性蛋白尿

偶然性蛋白尿指由于偶然因素,尿液中混入了多量血液、脓液、黏液或生殖系统排泌物,如白带、月经血、精液、前列腺液等成分时,导致尿蛋白定性试验阳性,但不伴随肾脏本身的损害,故又称假性蛋白尿。主要见于下尿路感染、出血及生殖系统排泌物的污染。

8.摄入性蛋白尿

在输注成分血浆、清蛋白及其他蛋白制剂或摄入过多蛋白食品后,尿蛋白阳性。

9.妊娠性蛋白尿

妊娠性蛋白尿与机体妊娠有关。

(三)检测方法及评价

1.尿蛋白定性试验

尿蛋白定性试验为蛋白尿的过筛试验。

(1)试带法:利用 pH 指示剂的蛋白误差原理。本法对清蛋白较敏感,对球蛋白不敏感,仅为清蛋白的 1/100~1/50,且可漏检本-周蛋白。尿液 pH 增高可产生假阳性。本法快速、简便、易于标准化,适于健康普查或临床筛检。

(2)加热乙酸法:为传统的经典方法,特异性强、干扰因素少,能同时检出清蛋白及球蛋白尿,但敏感度较低,一般在 0.15 g/L 左右。本法能使含造影剂尿液变清,可用于鉴别试验。

(3)磺基水杨酸法:又称磺柳酸法。操作简便、反应灵敏、结果显示快,与清蛋白、球蛋白、糖蛋白和本-周蛋白等均能发生反应;敏感度达 0.05 g/L,因而有一定的假阳性。被美国临床和实验室标准协会作为干化学法检查尿蛋白的参考方法,并推荐为检查尿蛋白的确证试验。

2.尿蛋白定量试验

检查方法有沉淀法、比色法、比浊法、染料结合法、免疫测定法和尿蛋白电泳法等。目前染料结合法、比色法应用较广泛,免疫法及尿蛋白电泳法具有更高的灵敏度和特异性,有很好的临床应用前景。

尿蛋白检测方法的选择:对于进行现场快速检验,或初次就诊的门诊患者,采用试带法或磺基水杨酸法,基本可满足健康体检和疾病筛查的需要;在疾病确诊后,需要进行疗效观察或预后判断时,则需要配合加热乙酸法,必要时需进行尿蛋白定量和特殊蛋白质分析。

(四)质量控制

1.试带法

必须使用标准合格的试带,并严格按照注意事项操作。

2.加热乙酸法

控制加酸量及盐类浓度,加酸过少、过多,导致远离蛋白质等电点时,可使阳性程度减弱。如尿液盐类浓度过低,又可致假阴性,此时可加饱和氯化钠溶液1～2滴后,再进行检查。

3.磺基水杨酸法

使用某些药物(如青霉素钾盐、复方磺胺甲噁唑、对氨基水杨酸等)及有机碘造影剂时,以及尿内含有高浓度尿酸、草酸盐或黏蛋白时,可呈假阳性反应。此时,可通过加热煮沸后浊度是否消失予以鉴别。

4.考马斯亮蓝法尿蛋白测定

应注意以下几点。

(1)考马斯亮蓝试剂易吸附在比色杯上,每次使用后应立即用甲醇或乙醇或水加适量丙酮洗涤,并最好用专用比色杯。

(2)试剂酸度对蛋白质测定影响较大,pH越高灵敏度越低。

(3)考马斯亮蓝试剂必须新鲜,否则对蛋白质结合能力下降。

(4)线性范围较窄。

5.注意方法间差异,加强质量控制

用于尿蛋白定量的各种方法之间存在较大差异;应尽力做到标本、试剂合格,操作规范,结果有可比性。

(五)参考值

定性试验:阴性。定量试验:<0.1 g/L,或<0.15 g/24 h。

(六)临床应用

1.生理性蛋白尿

(1)功能性蛋白尿:见于剧烈运动后、发热、寒冷刺激、精神紧张、过度兴奋等,呈混合性蛋白尿,一般2～3天后消退。

(2)直立性蛋白尿:可见于站立时间过长、"行军性"蛋白尿等。多见于青少年,绝大多数无肾病证据。

(3)摄入性蛋白尿:输注成分血浆、清蛋白及其他蛋白制剂,或进食过多蛋白质时,尿液中可偶然被检出尿蛋白。

(4)偶然性蛋白尿:受白带、月经血、精液、前列腺液的污染,偶尔出现假性蛋白尿。

(5)老年性蛋白尿:与年龄低于60岁的人相比,老年人蛋白尿的发生率增高。这些人每隔6个月应随访检查血压等,但总体预后良好。

(6)妊娠性蛋白尿:妊娠时可有蛋白尿,但应注意随访。若无症状者,尿蛋白持续1～2 g/d或伴血尿时,预后比暂时性或体位性蛋白尿者差。

2.病理性蛋白尿

病理性蛋白尿可分为以下3种。

(1)肾前性蛋白尿。①浆细胞病:如多发性骨髓瘤、巨球蛋白血症、浆细胞白血病等。②血管内溶血性疾病:如阵发性睡眠性血红蛋白尿等。③大面积肌肉损伤:如挤压伤综合征、电灼伤、多发性肌炎、进行性肌肉萎缩等。④酶类增高:如急性单核细胞白血病尿溶菌酶增高,胰腺炎严重时尿淀粉酶增高等。

(2)肾性蛋白尿。

1)肾小球性蛋白尿。①肾病综合征:蛋白尿以清蛋白为主,少量小相对分子质量蛋白,定性试验多数为+++～++++,定量试验常为3.5～10.0 g/d,最多可达20 g/d。②原发性肾小球肾炎:如急性肾炎、慢性肾炎、膜性肾炎、膜增生性肾炎、肾衰竭等。③继发性肾小球疾病:糖尿病肾病早期尿中即出现微量清蛋白,临床肾病期尿蛋白常>0.5 g/d。狼疮性肾炎轻型损害时,尿蛋白多在+～++,定量为0.5～2.0 g/d。正常妊娠时,尿蛋白可轻度增高;但妊娠中毒症者,尿蛋白多为+～++,严重时可达+++～++++,定量可>5 g/d。

2)肾小管性蛋白尿。①肾小管间质病变:如间质性肾炎、肾盂肾炎、范科尼综合征、肾小管性酸中毒等。②重金属中毒:如汞、镉、铋、砷、铀等重金属类引起中毒性肾间质疾病。③药物中毒:某些抗生素如庆大霉素、卡那霉素、多黏菌素等;中草药类如马兜铃、木通等;有机溶剂如苯中毒等。④器官移植:如肾移植排斥反应等。

(3)肾后性蛋白尿。①泌尿、生殖系统炎症反应:如膀胱炎、尿道炎、前列腺炎、精囊炎等。②泌尿系统结石、结核、肿瘤等。③泌尿系统邻近器官疾病:如急性阑尾炎、慢性盆腔炎、子宫颈炎、盆腔肿瘤等,泌尿系统邻近器官炎症或肿瘤刺激。

三、尿液糖检查

(一)定义

正常人尿液几乎不含或仅含微量葡萄糖,一般尿糖定性试验为阴性。尿糖定性试验呈阳性的尿液称为糖尿,葡萄糖是尿糖的主要成分,偶尔亦可见乳糖、半乳糖、果糖、戊糖等。葡萄糖是否出现于尿液中,主要取决于 3 个因素:①血糖浓度;②肾血流量;③肾糖阈,当血糖浓度超过 8.88 mmol/L 时,尿液中开始出现葡萄糖。把尿液中开始出现葡萄糖时的血浆葡萄糖(血糖)浓度水平,称为肾糖阈值(简称肾糖阈)。

(二)检测方法及评价

1.班氏法

利用葡萄糖的还原性,是传统尿糖定性试验方法。本法是非特异性测定葡萄糖的试验,可检出多种尿糖,简便,但易受其他还原物质干扰,倾向于淘汰。

2.试带法

采用葡萄糖氧化酶法。本法检测葡萄糖的特异性强、灵敏度高、简便快速,适用于自动化分析。

3.薄层层析法

操作复杂、费时、成本高,多用于临床或基础研究,临床上一般情况少用。

(三)质量控制

1.班氏法

试验前,必须首先煮沸班氏试剂,避免试剂变质。

2.试带法

(1)避免假阳性:假阳性可见于尿标本容器残留强氧化性物质如漂白粉、次亚氯酸等或低比重尿等。

(2)避免假阴性:尿液含有高浓度酮体、维生素 C、阿司匹林;使用氟化钠保存尿液;标本久置,葡萄糖被细菌或细胞酶分解,可引起假阴性。

(四)参考值

定性试验:阴性。

(五)临床应用

尿糖检查主要是作为糖尿病的筛检和病情判断的检测指标。但尿糖检查时,应同时检测血糖,以提高诊断准确性。

1.血糖增高性糖尿

(1)摄入性糖尿:①摄入大量的糖类食品、饮料、糖液时,可引起血糖短暂性增高而导致糖尿。②静脉输注高渗葡萄糖溶液后,可引起尿糖增高。

(2)应激性糖尿:由于情绪激动、脑血管意外、脑出血、颅脑外伤等情况下,出现暂时性高血糖和一过性糖尿。

(3)代谢性糖尿:内分泌激素分泌失常,糖代谢发生紊乱引起高血糖所致。最常见的是糖尿病。①尿糖检测是糖尿病诊断、病情判断、治疗效果观察及预后的重要指标之一。②尿糖与血糖检测关系:糖尿病如并发肾小球动脉硬化症,则因肾血流量减少,肾小球滤过率减低,肾糖阈增高,此时尽管血糖已超过一般的肾糖阈,尿糖检查仍可呈阴性;轻型糖尿病患者,其空腹血糖含量可能正常或轻度增高,尿糖检查亦可呈阴性,但进餐后 2 小时,由于负载增高,可出现血糖增高,尿糖阳性。因此,怀疑患者糖尿病时,应该同时检查血糖、尿糖、餐后 2 小时尿糖,还应该进一步做糖耐量试验,以明确糖尿病的诊断;对于糖尿病患者而言,尿糖检测无痛苦且廉价,因此,对于以饮食控制尿糖的患者,尿糖检查较为适用,但对胰岛素依赖的患者,尿糖检测结果与血糖的对应性较差,因而宜用血糖监测患者的治疗。

(4)内分泌性糖尿:①甲状腺功能亢进;②肢端肥大症;③嗜铬细胞瘤;④库欣综合征。

2.血糖正常性糖尿

血糖正常性糖尿又称肾性糖尿,是由于肾小管对滤过液中葡萄糖重吸收能力减低,肾糖阈减低所致。

(1)家族性肾性糖尿:如范科尼综合征患者,空腹血糖、糖耐量试验均正常,但由于先天性近曲小管对糖的重吸收功能缺损,空腹尿糖为阳性。

(2)新生儿糖尿:因肾小管对葡萄糖重吸收功能还不完善所致。

(3)后天获得性肾性糖尿:可见于慢性肾炎、肾病综合征及伴有肾小管损伤者。

(4)妊娠期或哺乳期妇女:因细胞外液容量增高,肾小球滤过率增高而近曲小管的重吸收能力受到抑制,使肾糖阈减低,出现糖尿;但如果出现持久且强阳性尿糖,应进一步检查原因。

3.其他糖尿

血液中除了葡萄糖外,其他糖类有乳糖、半乳糖、果糖、戊糖、蔗糖等。如果进食过多或受遗传因素影响,体内糖代谢失调,亦可使血液中浓度增高,出现相应的糖尿。

四、尿液酮体检查

(一)定义

尿酮体是尿液中乙酰乙酸(占20%)、β-羟丁酸(占78%)及丙酮(占2%)的总称。酮体是机体脂肪氧化代谢产生的中间代谢产物,当糖代谢发生障碍、脂肪分解增高,酮体产生速度超过机体组织利用速度时,可出现酮血症,酮体血浓度一旦超过肾阈值,就可产生酮尿。

(二)检测方法及评价

1.试带法

基于传统的湿化学硝普钠法而设计,是目前临床上最常用的尿酮体筛检方法。检测过程简易快速,尤其适合于床边检验。应注意不同试带对丙酮和乙酰乙酸的灵敏度不一。

2.湿化学法

(1)Rothera法:在碱性条件下,硝普钠可与尿中的乙酰乙酸、丙酮起反应呈现紫色,但不与β-羟丁酸起反应。

(2)Gerhardt法:高铁离子(Fe^{3+})与乙酰乙酸的烯醇式基团发生螯合,形成酒红色复合物。

3.片剂法

基本原理为硝普钠法。

(三)质量控制

细菌在体内外可导致乙酰乙酸的丢失;室温保存,丙酮易丢失,密闭冷藏可避免挥发,但试验时标本应置于室温中恢复温度后再检测。

(四)参考值

定性:阴性。定量:酮体(以丙酮计)170~420 mg/L;乙酰乙酸≤20 mg/L。

(五)临床意义

尿酮体检查主要用于糖代谢障碍和脂肪不完全氧化疾病或状态的诊断,强阳性试验结果具有医学决定价值。

1.糖尿病酮症酸中毒

(1)早期诊断:糖尿病由于未控制或治疗不当,血酮体增高而引起酮症,出现酸中毒或昏迷。尿酮体检查有助于糖尿病酮症酸中毒早期诊断(尿酮体阳性),并能与低血糖、心脑疾病乳酸中毒或高血糖高渗透性糖尿病昏迷相区别(尿酮体阴性)。但应注意,当患者肾功能严重损伤、肾阈值增高时,尿酮体排出反而减低,甚至完全消失。故当临床高度怀疑为糖尿病酮症酸中毒时,即使尿酮体阴性也不能排除诊断,应进一步检查血酮体等。

(2)治疗监测:糖尿病酮症酸中毒早期病例中,主要酮体成分是β-羟丁酸(一般试带法无法测定),而乙酰乙酸很少或缺乏,此时测得结果可导致对总酮体量估计不足。当糖尿病酮症酸中毒症状缓解之后,β-羟丁酸转变为乙酰乙酸,反而使乙酰乙酸含量比急性期早期增高,此时易造成对病情估计过重。因此,必须注意病程发展,并与临床医师共同分析测定结果。当多次检测尿酮体均为阴性时,可视为疾病好转。

(3)新生儿:出现尿酮体强阳性,应怀疑为遗传性疾病。

2.非糖尿病性酮症者

如应激状态、剧烈运动、饥饿、禁食过久、饮食缺乏糖类或为高脂肪类,及患有感染性疾病如肺炎、伤寒、败血症、结核等发热期、严重腹泻、呕吐(包括妊娠反应性)、全身麻醉后等均可出现酮尿。

3.中毒

如氯仿、乙醚麻醉后,磷中毒等。服用双胍类降糖药(如苯乙双胍)等,由于药物抑制细胞呼吸,可出现血糖减低而尿酮体阳性的现象。

五、尿液胆红素检查

(一)概述

血浆胆红素有3种:非结合胆红素、结合胆红素和δ-胆红素。成人每天平均产生350 mg胆红素,其中,约75%来自衰老红细胞中血红蛋白的分解,另25%主要来自骨髓内未成熟红细胞的分解及其他非血红蛋白的血红素分解产物。

非结合胆红素不溶于水,在血中与蛋白质结合不能通过肾小球滤膜。非结合胆红素入肝后在葡萄糖醛酸转移酶作用下形成胆红素葡萄糖醛酸,即为结合胆红素。结合胆红素相对分子质量小,溶解度高,可通过肾小球滤膜由尿中排出。δ-胆红素的反应性与结合胆红素相似,但它是未结合胆红素与清蛋白通过非酶促反应形成的共价结合物,通常在血浆中含量很低。当血中结合胆红素增高,超过肾阈值时,结合胆红素即从尿中排出,尿胆红素试验可呈阳性反应。

(二)检测方法及评价

1.重氮法

干化学试带法多用此原理,操作简单,且可用于尿自动化分析仪,目前多用此法做定性筛检试验,如果反应不典型,应进一步分析鉴定。在尿液 pH 较低时,某些药物或其代谢产物如吡啶和依托度酸可引起假阳性反应;尿蓝母产生橘红色或红色而干扰结果。维生素 C 浓度达 1.42 mmol/L 和亚硝酸盐存在时,可抑制重氮反应而假阴性。

2.氧化法

Smith 碘环法最为简单,但灵敏度低,目前已很少使用;Harrison 法操作稍繁,但灵敏度较高。

(三)质量控制

胆红素在阳光照射下易转变为胆绿素,因此检测时应使用新鲜尿液标本。为避光,宜用棕色容器收集标本。维生素 C、亚硝酸盐和某些药物可引起假阴性结果。

(四)参考值

定性:阴性。

(五)临床意义

尿胆红素检测主要用于黄疸的诊断和黄疸类型的鉴别诊断。

1.胆汁淤积性黄疸

胆汁淤积性黄疸又称阻塞性黄疸,因胆汁淤积使肝胆管内压增高,导致毛细胆管破裂,结合胆红素不能排入肠道而反流入血由尿中排出,故尿胆红素测定呈阳性。可见于各种原因引起的肝内或肝外、完全或不完全梗阻,如胆石症、胆管癌、胰头癌、原发性胆汁性肝硬化、门脉周围炎、纤维化及药物所致胆汁淤滞等。

2.肝细胞性黄疸

肝细胞性黄疸见于各种使肝细胞广泛损害的疾病,如急性黄疸型肝炎、病毒性肝炎、肝硬化、中毒性肝炎、败血症等。因肝细胞损伤,致使肝细胞对胆红素的摄取、结合、排泄功能受损。肝细胞摄取血浆中未结合胆红素能力减低,使非结合胆红素在血中浓度增高，但受损的肝细胞仍能将非结合胆红素转变为结合胆红素。在病毒性肝炎黄疸前期，当血清总胆红素增高或黄疸不明显时，尿胆红素阳性为最早出现阳性的检测指标之一，阳性率达86%，因此，尿胆红素的检测有利于病毒性肝炎的早期诊断。

3.溶血性黄疸

由于大量红细胞的破坏，形成大量的非结合胆红素，超过肝细胞的摄取、结合、排泄能力；同时，由于溶血性造成的贫血缺氧和红细胞破坏产物的毒性作用，削弱了肝细胞对胆红素的代谢功能，使非结合胆红素在血中潴留而引起黄疸。但肝细胞将非结合胆红素转变为结合胆红素，并经胆管排泄均正常，因而血液中并无结合胆红素存在，故尿胆红素测定呈阴性。溶血性黄疸可见于各种溶血性疾病。

4.先天性高胆红素血症

Dubin-Johnson 综合征；Rotor 综合征；Gilbert 综合征；Crigler-Najjar 综合征。

六、尿液尿胆原和尿胆素检查

（一）概述

结合胆红素排入肠腔转化为尿胆原，从粪便中排出为粪胆原。大部分尿胆原从肠道重吸收经肝转化为结合胆红素再排入肠腔，小部分尿胆原从肾小球滤过或肾小管排出后即为尿胆原。无色尿胆原经空气氧化及光线照射后转变成黄色的尿胆素。尿胆红素、尿胆原及尿胆素俗称尿三胆。由于送检的标本多为新鲜尿标本，尿胆原尚未氧化成尿胆素，故一般检查胆红素和尿胆原，又俗称尿二胆。

（二）检测方法

1.尿胆原

（1）湿化学 Ehrlich 法：尿胆原在酸性溶液中，与对二甲氨基苯甲醛反应，生成樱红色化合物。

（2）试带法：检测原理基于 Ehrlich 法。尿胆原检测已成为尿分析仪试带法分析项目组合之一，用于疾病的尿筛检。Ehrlich 醛反应方法可用于定性和定量检测。

2.尿胆素

用湿化学 Schleisinger 法。

(三)参考值

尿胆原定性:阴性或弱阳性(1∶20 稀释后阴性)。尿胆素定性:阴性。

(四)临床意义

尿胆原检查结合血清胆红素、尿胆红素和粪胆原等检查,主要用于黄疸的诊断和鉴别诊断。

1.溶血性黄疸

因体内有大量红细胞破坏,使血中非结合胆红素含量增高,导致肝细胞代偿性产生更多的结合胆红素,从胆道排入肠道也增高,致尿胆原增高,粪胆原随之增高,粪色加深。尿液尿胆原呈明显强阳性,尿胆素呈阳性。可见于各种先天性或后天获得性溶血性疾病,如珠蛋白生成障碍性贫血、遗传性球性红细胞增多症、自身免疫性溶血性贫血、新生儿溶血、输血后溶血、蚕豆病、蛇毒、阵发性睡眠性血红蛋白尿等,也可见于大面积烧伤等。

2.肝细胞性黄疸

因肝功能障碍,使胆素原肠-肝循环受损,尿胆原可轻度或明显增高,尿胆素测定呈阳性。在反映肝细胞损伤方面,尿胆原比尿胆红素更灵敏,是早期发现肝炎的简易有效的方法。

3.梗阻性黄疸

因无胆红素排入肠腔,粪便呈白陶土色,尿胆原呈阴性,尿胆素亦呈阴性。对黄疸患者,应首先确定高胆红素的类型,再确定黄疸的病因。从实验室检查入手,结合血清胆红素定量、尿胆红素、尿胆原、尿液和粪便颜色,对溶血性黄疸的诊断无太大困难。其典型特征如下:血清非结合胆红素增高,结合胆红素正常,尿色深黄,粪便颜色加深,尿胆原呈强阳性,尿胆红素呈阴性,尿隐血呈阳性。但肝细胞性与胆汁淤积性黄疸在鉴别上常有一定难度。尿胆红素阳性是其共同特征,某些病例可从尿胆原的检查上加以区别。如胆总管癌、胰头癌和胆管炎所引起的完全或部分阻塞性黄疸,因胆汁排入肠腔障碍,致尿胆原生成减低,尿胆原减低或呈阴性。当然,在临床上还需结合影像诊断检查和其他辅助检查。

七、尿血红蛋白检查

(一)概述

血红蛋白为含血红素的色素蛋白,正常人血浆中含有 50 mg/L 游离血红蛋白,尿中无游离血红蛋白。当有血管内溶血时,红细胞破坏,血红蛋白释放入血液形成血红蛋白血症。若血红蛋白超过结合珠蛋白所能结合的量，则血浆存在大量游离血红蛋白，当其量超过 1 000 mg/L 时，血红蛋白可随尿液排出。其特点为外观呈浓茶色、红葡萄酒色或酱油色，隐血试验阳性。

（二）检测方法及评价

1.湿化学法

常用邻联甲苯胺法、氨基比林（匹拉米洞）法等，操作简单，但试剂稳定性差，特异性较低；尿液中混入铁盐、硝酸、铜、锌、碘化物等均可使结果呈假阳性；尿液中含有过氧化物酶或其他对热不稳定酶也可呈假阳性。

2.试带法

基本克服了湿化学法试剂不稳定的弱点，但尿液中含有对热不稳定酶、尿液被氧化剂污染或尿路感染时某些细菌产生过氧化物酶，可致结果呈假阳性；大剂量的维生素 C 或其他还原物质导致假阴性；甲醛可使反应呈假阴性，大量亚硝酸盐则可延迟反应。试带法除与游离血红蛋白反应外，也与完整的红细胞反应，但在高蛋白、高比重的尿液中，红细胞不溶解，试带灵敏度减低。

3.胶体金单克隆抗体法

灵敏度高、特异性强、操作快速、使用方便，基本克服了化学法试带法的缺点。

（三）质量控制

标本应新鲜。湿化学法所用试剂必须准确、可靠，3%过氧化氢易变质、失效，应新鲜配制。为防止假阳性，可将尿液煮沸 2 分钟，破坏尿中白细胞过氧化物酶或其他易热性触酶。

（四）参考值

阴性。

（五）临床意义

尿血红蛋白测定有助于血管内溶血疾病的诊断。引起血管内溶血的主要疾病如下。

1.红细胞破坏

如心脏瓣膜修复术后患者、大面积烧伤、剧烈运动、急行军、严重的肌肉外伤和血管组织损伤。

2.生物因素

疟疾感染、梭状芽孢杆菌中毒。

3.红细胞膜缺陷

因6-磷酸葡萄糖脱氢酶缺乏如食用蚕豆，服用药物伯氨喹、乙酰苯胺、磺胺、呋喃妥因、非那西汀后。

4.不稳定血红蛋白疾病

接触氧化性药物后。

5.免疫因素

溶血性尿毒综合征、血栓性血小板减低性紫癜、血型不合输血、温抗体、冷抗体如阵发性寒冷性血红蛋白尿症、阵发性睡眠性血红蛋白尿症及药物诱导的半抗原型(青霉素、甲基多巴型、奎尼丁)自身免疫性溶血性贫血。

八、尿液本-周蛋白检查

(一)概述

本-周蛋白是游离的免疫球蛋白轻链，能自由通过肾小球滤过膜，当浓度增高超过近曲小管重吸收的极限时，可自尿中排出，即本-周蛋白尿。本-周蛋白在pH 4.9±0.1条件下，加热至40～60 ℃时可发生凝固，温度升至90～100 ℃时可再溶解，而温度减低至56 ℃左右，又可重新凝固，故又称为凝溶蛋白，此为本-周蛋白的重要特性之一。本-周蛋白主要通过两种机制损伤肾功能：当本-周蛋白通过肾排泄时，本-周蛋白可在肾小管内沉淀，进而引起肾小管阻塞，抑制肾小管对其他蛋白成分的重吸收，损害近曲、远曲小管；其次，κ轻链相对分子质量小，且具有肾毒性，可直接损害肾小管细胞。

(二)检测方法及评价

1.热沉淀-溶解法

基于本-周蛋白在56 ℃凝固、100 ℃溶解的特性。本法灵敏度不高，致使假阴性率高。

2.对-甲苯磺酸法

基于对-甲苯磺酸法能沉淀相对分子质量较小的本-周蛋白，而与相对分子质量较大的清蛋白和球蛋白不起反应的原理而测定。本法操作简便、灵敏度高，是较敏感的筛检试验方法。

3.蛋白电泳法

经乙酸纤维素膜电泳，本-周蛋白可在α_2至γ-球蛋白区带间出现“M”带。

4.免疫电泳

样品用量少、分辨率高、特异性强。

5.免疫固定电泳

比区带电泳和免疫电泳更敏感。

6.免疫速率散射浊度法

测试速度快、灵敏度高、精确度高、稳定好，是目前免疫学分析中比较先进的方法。

(三)参考值

阴性。

(四)临床意义

1.多发性骨髓瘤

患者尿中可出现本-周蛋白。99%多发性骨髓瘤患者在诊断时有血清M-蛋白或尿M-蛋白。早期尿本-周蛋白可呈间歇性排出，50%病例每天>4 g，最多达90 g。

2.巨球蛋白血症

80%的患者尿中有单克隆轻链。

3.原发性淀粉样变性

70%以上的患者血和尿中发现单克隆蛋白，89%患者诊断时血或尿中有单克隆蛋白。

4.其他疾病

μ重链病2/3病例有本-周蛋白尿；恶性淋巴瘤、慢性淋巴细胞白血病、转移癌、慢性肾炎、肾盂肾炎、肾癌等患者尿中也偶见本-周蛋白。20%"良性"单克隆免疫球蛋白血症病例可查出本-周蛋白，但尿中含量低，多数<60 mg/L；一些患者有稳定的血清M蛋白和尿本-周蛋白，长达15年也未发展为多发性骨髓瘤或有关疾病。

第五章 粪便检验

第一节 粪便理学检验

一、量

粪便量的多少与进食量、食物的种类及消化器官的功能状态有直接关系。进食粗糙粮食及含纤维素较多的食物时，粪便量相对较多；反之，则相对较少。

二、外观

（一）性状

正常成人粪便为成形的黄褐色软便，婴儿粪便多为黄色、金黄色糊状便。

1.黏液便

正常粪便中含有少量黏液，但因与粪便均匀混合而不易被发现。黏液增多提示肠道受刺激或有炎症，常见于各种肠炎、细菌性痢疾及阿米巴痢疾、急性血吸虫病等。小肠炎症时，增多的黏液均匀混合于粪便之中；而来自大肠病变的黏液则一般附着于粪便表面。

2.鲜血便

鲜血便提示下消化道有出血，常见于肛裂、痔疮、直肠息肉及结肠癌等。

3.脓便及脓血便

常见于细菌性痢疾、阿米巴痢疾、溃疡性结肠炎、结肠癌或直肠癌等。其中细菌性痢疾以脓及黏液为主，脓中带血；阿米巴痢疾以血为主，血中带脓，呈暗红色稀果酱样。

4.柏油样便

上消化道出血时，粪便呈黑色或褐色，质软且富有光泽，故称柏油样便。上消化道出血量超过 50 mL 时，可见到柏油样便。服用铁剂、药用炭之后也可排出黑色便，但无光泽，隐血试验为阴性。

5.脓状便

呈黏脓状、膜状或纽带状物，多见于肠易激综合征患者腹部绞痛之后。某些慢性细菌性痢疾病者也可排出类似的粪便，痉挛性便秘时，粪便表面亦可有少量的黏脓。

6.稀糊状或稀汁样便

见于各种因素引起的腹泻，尤其是急性胃肠炎，为肠蠕动亢进或分泌增多所致。

7.白陶土样便

胆道梗阻时，进入肠道的胆汁减少或缺如，粪胆素生成减少甚至缺如，使粪便呈灰白色。主要见于梗阻性黄疸等。钡餐造影后也可使粪便呈现灰白色，但有明显的节段性。

8.米泔样便

呈乳白色淘米水样，多见于霍乱、副霍乱。

9.球形硬便

粪便在肠道内停留过久，水分过度吸收所致。常见于习惯性便秘患者，亦可见于老年人排便无力时。

10.乳凝块状便

婴儿粪便中可见白色、黄色或绿色的乳凝块，提示脂肪或酪蛋白消化不完全，常见于婴儿消化不良等。

（二）颜色

正常人的粪便因含粪胆素而呈黄色或褐色。婴儿的粪便因含胆绿素故呈黄绿色。粪便的颜色易受食物及药物因素的影响。在病理情况下，粪便也可呈现不同的颜色变化（表 5-1）。

表 5-1　粪便颜色改变及可能的原因

颜色	可能的原因
鲜红色	肠道下段出血，如痔疮、肛裂、直肠癌等
暗红色（果酱色）	阿米巴痢疾
白色或灰白色	胆道梗阻、钡餐造影
黄绿色	乳儿的粪便中因含胆绿素而呈现黄绿色
黑色或柏油色	上消化道出血，服（食）用铁剂、动物血、药用炭及某些中药

三、寄生虫与结石

粪便中的较大虫体(如蛔虫、蛲虫、绦虫节片等)肉眼即可以发现。而将粪便过筛冲洗后可发现钩虫、鞭虫等细小虫体。粪便中排出的结石,最重要的是胆结石。另外,还有胰结石、肠结石等。较大者肉眼可见,较小者需用铜筛淘洗粪便后才能发现。

第二节　粪便化学检验

一、隐血试验

胃肠道少量出血时,粪便外观的颜色可无明显变化,因红细胞被溶解破坏,故显微镜也观察不到红细胞,这种肉眼及显微镜均不能证明的出血称为隐血。隐血可以通过隐血试验来证实,用化学法或免疫法等方法来证实隐血的试验,称为隐血试验。

(一)检测原理

1.化学法

利用血红蛋白中的含铁血红素有类似过氧化物酶的作用,最终氧化色原物而使之呈色。目前,临床应用中有以四甲基联苯胺和愈创木酯为显色基质的隐血试带,使用非常方便,患者可自行留取标本进行检测,其可用于大规模胃肠道肿瘤的普查。几种化学法隐血试验的比较见表 5-2。

表 5-2　几种化学法隐血试验的比较

方法	灵敏度(血红蛋白最小检出量)	检出血量	临床应用
邻联甲苯胺法	高,0.2～1 mg/L	1～5 mL	易出现假阳性
还原酚酞法	高,1 mg/L		试剂不够稳定,淘汰
联苯胺法	中,2 mg/L	5～10 mL	试剂有致癌性,淘汰
氨基比林法	中,1～5 mg/L	5～10 mL	灵敏度适中,较适宜
无色孔雀绿法	中,1～5 mg/L,未加入异喹啉时为 6～10 mg/L	5～10 mL	灵敏度适中,较适宜
愈创木酯法	低,6～10 mg/L	20 mL	假阳性极少,假阴性较高

2.免疫法

为了避免诸多因素的影响，目前临床上逐渐推广了免疫学方法，如酶联免疫吸附法、胶体金法、免疫斑点法、胶乳凝聚法及反向间接血凝法等。免疫学方法具有很好的灵敏度，一般粪便中血红蛋白为0.2 mg/L或0.03 mg/g可得到阳性结果。

(二)方法学评价

1.化学法

操作简单易行，但缺乏特异性和准确性。虽然检测的基本原理相同，但实际应用中受试剂类型、粪便中血红蛋白的多少、过氧化氢的浓度、观察时间、血液在肠道中滞留时间、标本量的多少以及食物、药物等众多因素的影响，而使结果差异较大。

(1)动物性食品可使隐血试验出现假阳性，大量生食蔬菜也可使结果出现假阳性。

(2)如服用大量维生素C可出现假阴性，血液在肠道中停留过久，血红蛋白被细菌降解也会导致假阴性等。

因此，采用此类方法检验隐血前，要求患者素食3天，并且不要服用维生素C等还原性的药物。

2.免疫学

具有快速、方便、灵敏度和特异性高等众多优点，但在临床使用中也存在假阳性与假阴性。

(1)假阳性：因灵敏度过高而引起。一些胃肠道生理性失血(<2 mL/24 h)，或服用刺激胃肠道的药物引起的消化道出血(2～5 mL/24 h)可为阳性。

(2)假阴性：消化道出血后，血红蛋白在胃肠道中被消化酶及细菌作用后分解而使免疫原性减弱、消失或改变，而出现假阴性。故免疫学法主要用于下消化道出血检验，而40%～50%上消化道出血不能检出；大量出血时，血红蛋白(抗原)浓度过高造成的与单克隆抗体不匹配(即后带现象)，亦可出现假阴性。

(三)参考值

阴性。

(四)临床意义

消化道疾病如消化道溃疡的药物(如阿司匹林、糖皮质激素、吲哚美辛等)对胃黏膜的损伤、肠结核、克罗恩病、溃疡性结肠炎、钩虫病、结肠息肉以及消化道肿瘤(如胃癌、结肠癌等)，粪便隐血试验常为阳性。

消化道溃疡经治疗后粪便颜色已趋正常，但隐血试验阳性仍可持续 5～7 天，隐血试验转为阴性可作为判断出血完全停止的可靠指标。隐血试验可作为消化道恶性肿瘤普查的一个筛选指标，其连续检测对早期发现结肠癌、胃癌等恶性肿瘤有重要的价值。

二、脂肪

粪便脂肪检查常采用称量法、滴定法。在普通膳食情况下，脂肪占粪便干重的 10%～20%。正常成人 24 小时粪便中的脂肪总量为 2～5 g，如果超过 6 g，则称为脂肪泻，常见于梗阻性黄疸、慢性胰腺炎、胰腺癌、胰腺纤维囊性病以及小肠病变等。

三、胆色素

（一）粪便胆红素

正常人粪便胆红素为阴性。婴幼儿因正常肠道菌群尚未建立，粪便胆红素常为阳性，粪便可呈金黄色。成年人可因大量应用抗生素、严重腹泻、肠蠕动加速等使胆红素也为阳性。

（二）粪胆原

正常人 100 g 粪便中粪胆原含量为 75～350 mg。粪便中粪胆原含量在梗阻性黄疸时明显减少，并与梗阻程度密切相关；而各种溶血性疾病，如阵发性睡眠性血红蛋白尿症、珠蛋白生成障碍性贫血、自身免疫性溶血性贫血、蚕豆病、血型不合的输血反应及疟疾等可表现为强阳性。

（三）粪胆素

正常人胆汁中的胆红素在肠道经细菌作用后转变成尿（粪）胆原，尿胆原除部分被肠道重吸收进入肠肝循环外，大部分在结肠被氧化为粪胆素，并随粪便排出体外。胆道梗阻时，粪便中无粪胆素而呈白陶土色，氯化高汞试验为阴性反应。

第三节　粪便显微镜检验

一、操作方法

最常用的方法是粪便生理盐水涂片检验。滴加 1～2 滴生理盐水在载玻片上，以竹签挑取含有黏液或血液等可疑部分的少量粪便，若外观无异常则需粪便内外多点取材，混悬于生理盐水中制成涂片，厚度以通过悬液能看清纸上的字迹为宜。加上盖玻片，镜检时先用低倍镜观察全片，观察有无寄生虫卵、原虫及其包囊等，再用高倍镜仔细寻找和观察病理性成分的形态结构。进行显微镜检验时，原则上要观察10个以上的高倍视野，并按表5-3方式报告结果。

表5-3　粪便中镜检细胞报告方式

10个以上高倍镜视野所见情况	报告方式(/HP)
仅看到1个某种细胞	偶见
有时不见，最多见到2～3个	0～3
最少可见5个，最多10个	5～10
细胞数大多超过10个	多数
细胞均匀布满视野不能计数	满视野

二、细胞检查

(一)白细胞

正常粪便中偶可见到白细胞，主要是中性粒细胞。肠道炎症时，其数量增多，并且与炎症轻重程度及部位相关。在肠道寄生虫感染(尤其是钩虫病及阿米巴痢疾时)和患过敏性肠炎时，粪便中可见到较多的嗜酸性粒细胞。

(二)红细胞

正常粪便中无红细胞，上消化道出血时，红细胞在胃及肠道中被消化液破坏，必须通过隐血试验来证实。而下消化道的病变，如炎症、痔疮、直肠息肉、肿瘤及其他出血性疾病时，可见到多少不等的红细胞。

(三)大吞噬细胞

在细菌性痢疾时，常可见到较多的吞噬细胞。因此，吞噬细胞可作为诊断急性细菌性痢疾的依据；吞噬细胞也可见于急性出血性肠炎或偶见于溃疡性结肠炎。

(四)上皮细胞

在生理条件下，少量脱落的肠道上皮细胞大多被破坏，故正常粪便中很难发现。在结肠炎症，如坏死性肠炎、霍乱、副霍乱、假膜性肠炎等时上皮细胞数量增多。其中以假膜性肠炎的肠黏膜柱状上皮细胞增多最明显。

三、食物残渣检查

(一)脂肪

粪便中的脂肪有中性脂肪(脂肪小滴)、游离脂肪酸和结合脂肪酸 3 种形式。正常情况下,食入的脂肪经胰脂肪酶消化分解后大多被吸收,故粪便中很少见到。镜检脂肪小滴>60 个/高倍镜视野,为脂肪排泄增多,多见于腹泻、梗阻性黄疸及胰腺外分泌功能减退等。粪便量多、泡沫状、灰白色、有光泽、恶臭是慢性胰腺炎的粪便特征,镜检时可见较多的脂肪小滴。

(二)淀粉颗粒

正常粪便中较少见。碳水化合物消化不良及腹泻患者的粪便中可大量出现。

(三)肌肉纤维

正常人大量食肉后,粪便中可看到少量黄色、柱状、两端圆形、有不清楚横纹的肌肉纤维,但在一张标准盖玻片(18 mm×18 mm)范围内不应多于 10 个。肌肉纤维增多可见于腹泻、肠蠕动亢进或蛋白质消化不良等。胰腺外分泌功能减退时,肌肉纤维增多,且其横纹易见,如果见到细胞核,则是胰腺功能障碍的佐证。

(四)结缔组织

结缔组织为无色或微黄色、成束且边缘不清的线条状物。于玻片上加入数滴 5 mol/L 乙酸后,弹力纤维可变得非常清晰;而胶原纤维变得膨大。在正常情况下结缔组织少见,胃蛋白酶缺乏时可较多地出现。

(五)植物纤维及植物细胞

植物细胞的形态多种多样,可呈多角形、圆形、长圆形、双层胞壁等,细胞内有时含有淀粉颗粒或叶绿素小体。植物纤维导管常为螺线形,而植物毛则是一端呈尖形的管状、细长、有强折光的条状物。

四、结晶

正常人粪便中可见到多种结晶,如草酸钙、磷酸钙、碳酸钙等结晶,一般无临床意义。病理性结晶有以下 3 种。

(一)夏科-雷登结晶

夏科-雷登结晶为菱形无色透明结晶,其两端尖长、大小不等、折光性强,是嗜酸性粒细胞破裂后嗜酸性颗粒相互融合形成，多见于阿米巴痢疾及过敏性肠炎患者的粪便中。

(二)血红素结晶

斜方形结晶，棕黄色，不溶于氢氧化钾溶液，遇硝酸呈青色，见于胃肠道出血后的粪便内。

(三)脂肪酸结晶

脂肪酸吸收不良所致，多见于梗阻性黄疸患者。

五、病原生物

(一)细菌

成人粪便中主要的菌群是大肠埃希菌、肠球菌和厌氧菌，约占80%。另外，还有少量的产气杆菌、变形杆菌、芽孢菌及酵母等。健康婴幼儿粪便中主要是双歧杆菌、拟杆菌、肠杆菌、肠球菌、葡萄球菌等。成人粪便中，菌量与菌谱处于相对稳定状态，保持着细菌与宿主之间的生态平衡。粪便中球菌和杆菌的比例大约为1∶10。长期使用广谱抗生素、免疫抑制剂及慢性消耗性疾病患者可发生肠道菌群失调，引起革兰阴性杆菌数量严重减少甚至消失，而葡萄球菌或真菌等明显增多，粪便中球菌/杆菌比值变大。粪便涂片染色后油镜观察可初步判断细菌的种类，但确证需通过细菌培养与鉴定。采用粪便悬滴检验和涂片染色筛选霍乱弧菌。

(二)真菌

正常粪便中少见，应排除容器污染或粪便显露室温下过久污染所致。真菌孢子直径为3～5 μm，椭圆形，有较强的折光性，革兰染色阳性，大多有菌丝同时出现。一般见于应用大量抗生素所致的肠道菌群紊乱，引起真菌性二重感染。

(三)寄生虫卵

粪便涂片中可见到蛔虫卵、鞭虫卵、钩虫卵、蛲虫卵、血吸虫卵、肺吸虫卵、肝吸虫卵、姜片虫卵等。检测时，要注意虫卵的大小、色泽、形状、卵壳厚薄及内部结构等多方面特点，认真观察后予以鉴别。临床上常采用饱和盐水漂浮法、离心沉淀法、静置沉淀集卵法等方法来提高阳性检出率。

(四)肠道原虫

1.溶组织阿米巴

取新鲜粪便的脓血黏液部分进行粪便镜检可见到滋养体，并可找到包囊。

2.蓝贾第鞭毛虫

滋养体的形态如纵切的半个去核的梨，前端钝圆，后端尖细，背面隆起而腹面凹陷，两侧对称形似勺形，腹部前半部有吸盘，借此可吸附于肠黏膜上。

3.隐孢子虫

除粪便常规检验外，常用改良抗酸染色法、金胺-酚-改良抗酸染色法等方法来提高阳性检出率。

4.人芽孢子虫

人芽孢子虫与白细胞及原虫包囊形态十分相似，这时可借破坏试验来进行鉴别，即用水代替生理盐水迅速做显微镜检验，人芽孢子虫遇水被破坏而消失，白细胞与原虫则因不易破坏而仍可看见。

第六章　蛋白质检验

第一节　血浆蛋白质的功能和分类

一、血浆蛋白质的功能

血浆蛋白质有多方面的功能，具体如下。

(1)营养作用，修补组织蛋白。

(2)维持血浆胶体渗透压。

(3)作为激素、维生素、脂类、代谢产物、离子、药物等的载体。

(4)作为 pH 缓冲系统的一部分。

(5)抑制组织蛋白酶。

(6)一些酶在血浆中起催化作用。

(7)代谢调控作用。

(8)参与凝血与纤维蛋白溶解。

(9)作为免疫球蛋白与补体等免疫分子组成体液免疫防御系统。

二、血浆蛋白质的分类

血浆蛋白质的分类是一个较为复杂的问题，随着分离方法的进展和对血浆蛋白质功能了解的增多，可以从不同角度来进行归纳分类。最简单的是将血浆蛋白质分为清蛋白和球蛋白两大类。目前，常见的血浆蛋白分类是通过电泳获得血浆蛋白质图谱的电泳分类法。而功能分类比较复杂，但有利于对血浆蛋白质进行研究。

(一)电泳分类法

利用醋酸纤维素薄膜电泳将血浆蛋白质分为清蛋白和 α_1、α_2、β、γ-球蛋白

5个主要区带，在分辨率高时β区带中还可分出β1和β_2区带，有时甚至在α_2区带中又可分出两个区带。在琼脂糖凝胶电泳中血浆蛋白质同样可分5个区带。如果采用聚丙烯酰胺凝胶电泳，在适当条件下可以分出30多个区带。近年来，免疫化学分析技术的进展使许多血浆蛋白质，尤其是微量血浆蛋白质的检测成为可能，与电泳法结合可以为血浆蛋白质的分析和临床意义提供更有价值的资料。

(二)功能分类法

许多学者试图将血浆蛋白质按功能进行分类，如脂蛋白、免疫球蛋白、补体蛋白、凝血系统蛋白、纤溶系统蛋白、受体等。

第二节　血浆蛋白质的检测

临床上既测定血浆中的总蛋白，也测定不同类的蛋白质，如球蛋白。目前，特定蛋白或个别蛋白在机体某些疾病中的诊断作用也越来越受到人们的关注。

一、血清总蛋白

(一)生化及生理

血清总蛋白(serum total protein，STP)是血浆中全部蛋白质的总称，可利用不同的方法将其分离，其含量变化对临床疾病诊断和治疗监测具有重要临床意义。血清中的清蛋白、α_1-球蛋白、α_2-球蛋白、β-球蛋白、纤维蛋白原、凝血酶原和其他凝血因子等均由肝细胞合成。γ-球蛋白主要来自浆细胞。当肝脏发生病变时，肝细胞合成蛋白质的功能减退，血浆中蛋白质即会发生质和量的变化。临床上用各种方法检测血清蛋白的含量来协助诊断肝脏疾病，并作为疗效观察、预后判断的指标。

(二)检测方法

1.凯氏定氮法

经典的蛋白质测定方法。测得样品中氮含量后，根据蛋白质平均含氮量16%计算蛋白浓度。该法结果准确性好，精密度高，灵敏度高，是公认的参考方法，目前用于标准蛋白质的定值和校正其他方法等，并适用于一切形态(固体和液体)的样品。但该法操作复杂、费时,不适合体液总蛋白常规测定,而且样品中各种蛋白质含氮量有一定的差异,尤其是在疾病状态时差异可能更大,故本法不适于临床应用。

2.双缩脲法

两个尿素分子缩合后生成的双缩脲,可在碱性溶液中与铜离子作用形成紫红色的反应物;蛋白质中的连续肽键在碱性溶液中也能与铜离子作用产生紫红色络合物,因此,将蛋白质与碱性铜反应的方法称为双缩脲法。该法对各种蛋白质呈色基本相同,特异性和准确度好,且显色稳定性好,试剂单一,方法简便。该法灵敏度虽不高,但对血清总蛋白定量很适宜,胸腔积液、腹水中蛋白质含量多数>10 g/L,基本上也能用该法测定,而对蛋白质浓度很低的其他体液尤其是脑脊液和尿液,不是合适的定量方法。

3.染料结合法

在酸性环境下,蛋白质带正电荷,可与染料阴离子反应而产生颜色改变,常用染料有氨基黑、丽春红、考马斯亮蓝、邻苯三酚红钼等。前两种常用作为血清蛋白电泳的染料。考马斯亮蓝常用于需更高呈色灵敏度的蛋白电泳中,也可用于尿液、脑脊液等样品的蛋白质定量测定,优点是鉴别、快速、灵敏,但比色杯对染料有吸附作用,在自动生化分析仪中无法很好地清洗(手工清洗常采用乙醇)。染料结合法均存在不同蛋白质与染料结合力不一致的问题。目前临床上最常用的是邻苯三酚红钼法。

4.比浊法

某些酸如三氯乙酸、磺基水杨酸等能与蛋白质结合而产生微细沉淀,由此产生的悬浮液浊度大小与蛋白质的浓度成正比。该法的优点是操作简便、灵敏度高,可用于测定尿液、脑脊液等蛋白质浓度较低的样品;缺点是影响浊度大小的因素较多,包括加入试剂的手法、混匀技术、反应温度等,且各种蛋白质形成的浊度亦有较大的差别。目前临床上较多应用的是苄乙氯铵法。

5.酚试剂法

原理是运用蛋白质中酪氨酸和色氨酸使磷钨酸和磷钼酸还原为钨蓝和钼蓝。该法灵敏度较高。Lowry 将酚试剂法进行了改良,先用碱性铜溶液与蛋白质反应,再将铜-肽键络合物中的酪氨酸和色氨酸与酚试剂反应,产生最大吸收在 745~750 nm 的颜色,使呈色灵敏度更为提高,达到双缩脲法的 100 倍左右,有利于检出较微量的蛋白质。各种蛋白质中酪氨酸和色氨酸的含量不同,如清蛋白含色氨酸 0.2%,而球蛋白含色氨酸 2%~3%,因此本法不适合测定混合蛋白质，只适合测定单一蛋白质，如测定组织中某一蛋白质抽提物。该法易受还原性化合物的干扰，如带—SH 的化合物、糖类、酚类等。

6.直接紫外吸收法

根据蛋白质分子在 280 nm 处的紫外吸光度值计算蛋白质含量。其原理是：芳香族氨基酸在 280 nm 处有一吸收峰，可用于蛋白质的测定。因生物样品常混有核酸，核酸最大吸收峰为 260 nm，在 280 nm 也有较强的吸收，因而测得的蛋白质浓度可采用两个波长的吸光度予以校正，即蛋白质浓度(g/L)＝$1.45A_{280\ nm}-0.74A_{260\ nm}$。该法准确性受蛋白质分子中芳香族氨基酸的含量影响甚大，而且尿酸和胆红素在 280 nm 附近有干扰，所以不适合血清、尿液等组成复杂的体液蛋白质测定，常用于较纯的酶、免疫球蛋白等测定。本法不加任何试剂且不需要任何处理，可保留制剂的生物活性，可回收全部蛋白质。

(三)标本要求与保存

采用血清或血浆，血清首选，血浆用肝素或 EDTA 抗凝。标本量 1 mL，至少 0.5 mL。最好在 4 小时内分离血清/血浆。分离后标本在室温(25 ℃)、冷藏(4 ℃)或冷冻(－20 ℃)稳定保存14 天。可反复冻融 3 次。

(四)参考区间

(1)血清：脐带血 48～80 g/L。

(2)早产儿：36～60 g/L。

(3)新生儿：46～70 g/L。

(4)1 周：44～76 g/L。

(5)7 个月～1 岁：51～73 g/L。

(6)1～2 岁：56～75 g/L。

(7)大于 2 岁：60～80 g/L。

(8)成人(活动)：64～83 g/L。

(9)成人(休息)：60～78 g/L。

(10)大于 60 岁：比成人低 0～2 g/L。

(五)临床意义

1.升高

脱水、水分摄取不足、腹泻、呕吐、静脉淤血、糖尿病酸中毒、发热、肠梗阻和穿孔、外伤、急性感染等；单核-巨噬细胞系统疾病(球蛋白增多)；多发性骨髓瘤、巨球蛋白血症、白血病等；慢性感染性疾病(球蛋白增多)：细菌、病毒、寄生虫感染，关节炎等。

2.降低

血浆蛋白漏出：出血、溃疡、蛋白质尿、胃肠炎的蛋白漏出；营养不良（清蛋白减少）：营养失调症、低清蛋白血症、维生素缺乏症、恶病质、恶性贫血、糖尿病、妊娠中毒等；肝功能障碍（清蛋白合成减少）：肝硬化、肝癌、磷中毒等。

血清总蛋白存在生理变动：脐带血、新生儿等与成人比较约低 15 g/L，血浆总蛋白随年龄增长而增加，13～14 岁则达到成人水平，呈稳定的平衡状态，但随年龄老化有降低趋势。成人女性比男性低 1.0～2.0 g/L，妊娠中期会下降。

血清总蛋白含量正常者，并不表明其组分也正常，例如，肝硬化患者往往呈现血浆清蛋白减少，而 γ-球蛋白增加，两因素相互抵消则血浆总蛋白仍处于正常范围。为了使其结果有临床意义，除测定总蛋白外，还需加测 Hb 和血细胞比容（Hct）或者循环血液量，进行综合判断。

（六）影响因素

严重溶血、明显的脂血、高胆红素会引起蛋白质浓度的假性上升。检测前应离心去除样品中的沉淀。

二、清蛋白

（一）生化及生理

清蛋白（albumin，Alb）是 580 个氨基酸残基的单链多肽，分子量为 66 300，分子结构中含17 个二硫键，不含糖。在体液 pH 7.4 的环境中，清蛋白为负离子，每分子可以带有 200 个以上负电荷。清蛋白（albumin，Alb）由肝实质细胞合成，在血浆中其半衰期 15～19 天，是血浆中含量最多的蛋白质，占血浆总蛋白的 57%～68%。各种细胞外液中均含微量的清蛋白；正常情况下清蛋白在肾小球中滤过量甚微，约为血浆中清蛋白量的 0.04%，即使如此，每天从肾小球滤过液中排出的清蛋白即可达 3.6 g，为终尿中蛋白质排出量的 30～40 倍，由此可见滤过液中多数清蛋白可被肾小管重新吸收。

其主要生理功能包括以下几方面。①血浆的主要载体蛋白：许多水溶性差的物质可以通过与清蛋白的结合而被运输，具有活性的激素或药物等一旦与清蛋白结合时，则不呈现活性；这种结合是可逆性的，当清蛋白含量改变或血液 pH 等因素变化时，与清蛋白结合的激素和药物结合量发生改变使其游离型含量也随之变化，从而导致生理活性增强或减弱。②维持血浆胶体渗透压：病理状态下，因为血浆清蛋白丢失或浓度过低时，可引起水肿、腹水等症状。③具有缓冲酸碱的能力:蛋白质是两性电解质,含有许多$-NH_2$和$-COOH$基团;当血液偏酸时,以$-NH_3^+$和$-COOH$形式存在,当血液碱性过强时,则以$-NH_2$和$-COO^-$形式存在。④重要的营养蛋白:清蛋白可以在不同组织中被细胞内吞而摄取,其氨基酸用于组织修补。因疾病等食物摄入不足或手术后患者常给予静脉清蛋白注射液。

(二)检测方法

体液清蛋白浓度的测定方法包括电泳法、免疫化学法和染料结合法。电泳法只能测定其百分含量,乘以总蛋白浓度可得其浓度,用于清蛋白定量操作不方便,且精密度不如直接定量。免疫化学法包括免疫比浊法和放射免疫法等,这类方法特异性好、灵敏度高,且清蛋白易纯化,因而其抗血清容易制备,较适合于尿液和脑脊液等低浓度清蛋白的测定。血清中清蛋白浓度很高,以染料结合法最多用,其原理是:阴离子染料溴甲酚绿(bromcresol green,BCG)或溴甲酚紫(bromcresol purple,BCP)能与清蛋白结合,其最大吸收峰发生转移,BCG与清蛋白反应形成的蓝绿色复合物在630 nm处有吸收峰,BCP与清蛋白反应形成的绿色复合物在603 nm处有吸收峰。而球蛋白基本不结合这些染料。

(三)标本要求与保存

血清或血浆,血清首选,血浆用肝素或EDTA抗凝。标本量1.0 mL,至少0.5 mL。最好在45分钟内分离血清/血浆。分离后标本在室温(25 ℃)、冷藏(4 ℃)或冷冻(−20 ℃)稳定保存14天。可反复冻融3次。

(四)参考区间

1.血清蛋白随年龄有所变化

0～4天为28～44 g/L;4天～14岁为38～54 g/L,此后下降;14～18岁为32～45 g/L;成人为35～52 g/L;60～90岁为32～46 g/L;大于90岁为29～45 g/L;走动者比卧床者平均高3 g/L。

2.医学决定水平

大于35 g/L时正常;28～34 g/L为轻度缺乏;21～27 g/L为中度缺乏;小于21 g/L则严重缺乏;低于28 g/L时,会出现组织水肿。

(五)临床意义

血浆清蛋白增高仅见于严重脱水时,无重要的临床意义。低清蛋白血症见于下列疾病。

1.清蛋白合成不足

严重的肝脏合成功能下降如肝硬化、重症肝炎;蛋白质营养不良或吸收不良,血浆清蛋白受饮食中蛋白质摄入量影响,可作为个体营养状态的评价指标,但体内总量多、生物半衰期长,早期缺乏时不易检出。

2.清蛋白丢失

清蛋白在尿中丢失,如肾病综合征、慢性肾小球肾炎、糖尿病性肾病、系统性红斑狼疮性肾病等;胃肠道蛋白质丢失,如肠道炎症性疾病时因黏膜炎症坏死等丢失;皮肤丢失,如烧伤及渗出性皮炎等。

3.清蛋白分解代谢增加

组织损伤,如外科手术和创伤;组织分解增加,如感染性炎症疾病等。

4.清蛋白的分布异常

如门静脉高压时大量蛋白质尤其是清蛋白从血管内漏入腹腔;肝硬化导致门脉高压时,由于清蛋白合成减少和大量漏入腹水的双重原因,使血浆清蛋白显著下降。

5.无清蛋白血症

无清蛋白血症是极少见的遗传性缺陷,血浆清蛋白含量常低于1 g/L。但没有水肿等症状,部分原因可能是血管中球蛋白含量代偿性升高。

(六)影响因素

不能使用氟化物血浆;试验前需离心含沉淀物的标本。

三、α_1-酸性糖蛋白

(一)生化及生理

α_1-酸性糖蛋白(α_1-acid glycoprotein,AAG)主要由肝脏实质细胞合成,某些肿瘤组织也可合成。AAG含糖约45%,其中包括11%~20%的唾液酸,是血清中黏蛋白的主要成分,黏蛋白是可以被高氯酸或其他强酸沉淀的一组蛋白质。AAG是主要的急性时相反应蛋白,在急性炎症时增高,与免疫防御功能有关。

α_1-酸性糖蛋白是主要的急性时相反应蛋白,在急性炎症时增高,与免疫防御功能有关。早期认为肝脏是合成AAG的唯一器官,近年有证据认为某些肿瘤组织亦可以合成。AAG分解代谢首先是其唾液酸的分子降解而后蛋白质部分在肝中很快消失。AAG可以结合利多卡因和普萘洛尔等,在急性心肌梗死时,AAG作为一种急性时相反应蛋白升高后,使药物结合状态增加而游离状态减少,因而使药物的有效浓度也下降。

(二)检测方法

免疫比浊法。

(三)标本要求与保存

血清或血浆，肝素或 EDTA 抗凝。标本量 1 mL，至少 0.5 mL。分离后标本在室温(25 ℃)、冷藏(4 ℃)或冷冻(−20 ℃)稳定保存 14 天。可反复冻融 3 次。

(四)参考区间

0.5～1.2 g/L。

(五)临床意义

(1)AAG 目前主要作为急性时相反应的指标，在风湿病、恶性肿瘤及心肌梗死等炎症或组织坏死时一般增加 3～4 倍，3～5 天时出现浓度高峰，AAG 增高是活动性溃疡性结肠炎最可靠的指标之一。

(2)糖皮质激素增加，包括内源性的库欣综合征和外源性泼尼松、地塞米松等药物治疗时，可引起 AAG 升高。

(3)在营养不良、严重肝损害、肾病综合征及胃肠道疾病致蛋白严重丢失等情况下 AAG 降低。

(4)雌激素使 AAG 降低。

四、触珠蛋白

(一)生化及生理

触珠蛋白(haptoglobin，Hp)由肝脏合成，在血清蛋白电泳中位于 α_2 区带，为 $\alpha_2\beta_2$ 四聚体。α 链有 α_1 及 α_2 两种，α_1 又有 α_1F 及 α_1S 两种遗传变异体，α_1F、α_1S、α_2 3 种等位基因编码形成αβ 聚合体，因此个体之间可有多种遗传表型。Hp 能与红细胞中释放出的游离血红蛋白(Hb)结合，每分子 Hp 可集合两分子 Hb，从而防止 Hb 从肾丢失，为机体有效地保留铁，避免 Hb 对肾脏的损伤。Hp-Hb 复合物不可逆，转运到网状内皮系统分解，其氨基酸和铁可被再利用。同时 Hp-Hb复合物也是局部炎症的重要控制因子，具有潜在的过氧化氢酶作用。Hp 不能被重新利用，溶血后其含量急剧降低，血浆浓度多在 1 周内再生恢复到原有水平。其作用是运输血管内游离的血红蛋白至网状内皮系统降解。血管内溶血后，1 分子的触珠蛋白可结合 1 分子的游离血红蛋白，此种结合体很快地从血中被肝实质细胞清除。3～4 天后，血浆中 Hp 才复原。

(二)检测方法

放射免疫扩散法、免疫比浊法。

(三)标本要求与保存

血清或血浆,血清首选,血浆用肝素或 EDTA 抗凝。标本量 2.0 mL。防止过度溶血或脂血。分离后标本在室温(25 ℃)、冷藏(4 ℃)或冷冻(−20 ℃)稳定保存 14 天。可反复冻融 3 次。

(四)参考区间

儿童:0.2~1.6 g/L。

成人(20~60 岁):0.3~2.0 g/L。

(五)临床意义

(1)各种溶血性贫血,无论血管内溶血或血管外溶血,血清中 Hp 含量都明显减低,甚至测不出,这是因为 Hp 可与游离血红蛋白结合,清除了循环血中的游离血红蛋白所致。如果血管内溶血超出 Hp 的结合能力,即可出现血红蛋白尿。

(2)鉴别肝内和肝外阻塞性黄疸,前者 Hp 显著减少或缺乏,后者 Hp 正常或增高。

(3)传染性单核细胞增多症、先天性触珠蛋白血症等血清 Hp 可下降或缺如。

(4)急性或慢性感染、结核病、组织损伤、风湿性和类风湿性关节炎、恶性肿瘤、淋巴瘤、系统性红斑狼疮(SLE)等,血清 Hp 含量可增高,在此情况下,如测得 Hp 正常,不能排除溶血。

(六)影响因素

从出生至 40 岁左右,血清中的浓度不断升高。女性高于男性。

五、转铁蛋白

(一)生化及生理

转铁蛋白(transferrin,TRF)主要由肝细胞合成,电泳位置在 β 区带。TRF 能可逆地结合多价阳离子,包括铁、铜、锌、钴等,每一分子 TRF 可结合两个三价铁原子。从小肠进入血液的 Fe^{2+} 被铜蓝蛋白氧化为 Fe^{3+},再被 TRF 的载体蛋白结合。机体各种细胞表面都有 TRF 受体,该受体对 TRF-Fe^{3+} 复合物比对

TRF 的载体蛋白亲和力高得多。与受体结合后，TRF-Fe^{3+}复合物被摄入细胞，从而将大部分Fe^{3+}运输到骨髓，用于 Hb 合成，小部分则运输到各组织细胞，用于形成铁蛋白，以及合成肌红蛋白、细胞色素等。血浆中 TRF 浓度受食物铁供应的影响，缺铁时血浆 TRF 浓度上升，经铁剂有效治疗后恢复到正常水平。

(二)检测方法

TRF 的测定方法有免疫散射比浊法、放射免疫法和电泳免疫扩散法。目前临床常用的是免疫散射比浊法，利用抗人 TRF 血清与待检测的 TRF 结合形成抗原抗体复合物，其光吸收和散射浊度增加，与标准曲线比较，可计算出 TRF 含量。

(三)标本要求与保存

采用血清或血浆，血清首选，血浆用肝素抗凝，不能用 EDTA 抗凝。标本量为 1 mL。避免溶血。分离后标本在室温(25 ℃)、冷藏(4 ℃)或冷冻(−20 ℃)稳定保存 14 天。可反复冻融 3 次。

(四)参考区间

血清：新生儿 1.17～2.5 g/L。

20～60 岁：2.0～3.6 g/L。

>60 岁：1.6～3.4 g/L。

(五)临床意义

1.转铁蛋白增高

转铁蛋白增高见于妊娠中、晚期及口服避孕药、反复出血、铁缺乏等，尤其是缺铁性贫血。

2.转铁蛋白减低

转铁蛋白减低见于遗传性转铁蛋白减低症、营养不良、严重蛋白质缺乏、腹泻、肾病综合征、溶血性贫血、类风湿关节炎、心肌梗死、某些炎症及恶病质等。

3.转铁蛋白饱和度降低

血清铁饱和度<15%，结合病史可诊断缺铁，其准确性仅次于铁蛋白，比总铁结合力和血清铁灵敏，但某些贫血也可降低。增高见于血色病、过量铁摄入、珠蛋白产生障碍性贫血。

(六)影响因素

TRF 的浓度受食物供应的影响，机体在缺铁状态时，TRF 浓度上升，经铁有效治疗后恢复到正常水平，所以测定时应统一空腹测定。

六、C 反应蛋白

(一)生化及生理

C 反应蛋白(C-reactive protein,CRP)由肝细胞所合成,含 5 个多肽链亚单位,非共价结合为盘形多聚体,相对分子质量为 115 000～140 000,电泳分布在慢 γ 区带,时而可以延伸到 β 区带,其电泳迁移率易受一些因素影响,如钙离子及缓冲液的成分等。CRP 不仅结合多种细菌、真菌及原虫等体内的多糖物质,在钙离子存在下,还可以结合卵磷脂和核酸。CRP 可以引发对侵入细菌的免疫调节作用和吞噬作用,结合后的复合体具有对补体系统的激活作用,表现炎症反应。CRP 也能识别和结合由损伤组织释放的内源性毒性物质,然后将其进行去毒或从血液中清除,同时 CRP 则自身降解。

(二)检测方法

散射免疫比浊法或透射免疫比浊法。

(三)标本要求与保存

采用血清。标本量 1 mL。避免溶血。分离后标本在室温(25 ℃)、冷藏(4 ℃)或冷冻(−20 ℃)稳定保存 14 天。可反复冻融 3 次。

(四)参考区间

成人(20～60 岁):<5 mg/L。

(五)临床意义

CRP 是第一个被认识的急性时相反应蛋白,作为急性时相反应一个极灵敏的指标,血浆中 CRP 浓度在急性心肌梗死、创伤、感染、炎症、外科手术、肿瘤浸润时迅速地增高,可达正常水平的 2 000 倍。CRP 是非特异指标,主要用于结合临床病史监测疾病:如炎症性疾病的活动度、监测系统性红斑狼疮、白血病、外科手术后的感染、监测肾移植后的排斥反应等。

(六)影响因素

高浓度的类风湿因子与免疫球蛋白结核可产生假性升高。脂血对结果存在干扰。

七、β_2-微球蛋白

(一)生化及生理

β_2-微球蛋白(β_2-microglobulin,β_2-m)是由淋巴细胞、血小板、多形核白细胞

产生的一种内源性低相对分子质量血清蛋白质，它是主要组织相容性抗原(HLA)的β链(轻链)部分(为一条单链多肽)，存在于细胞的表面，由人第15号染色体的基因编码，分子内含一对二硫键，不含糖。β_2-m相对分子质量为11 800，是由100个氨基酸残基组成的单一肽链，与免疫球蛋白的C结构域类似。β_2-m存在于所有有核细胞膜表面，作为HLA抗原的轻链构成成分。β_2-m在血液、尿液、唾液、髓液、乳汁、羊水中微量而广泛分布。体内产生的β_2-m的量较为恒定，分泌入血中的β_2-m迅速从肾脏滤过，血中浓度为0.8～2.0 mg/L，每天尿中排出量为0.03～0.10 mg。

(二)检测方法

免疫测定法，如免疫化学发光法(ICMA)、放射免疫测定、酶或发光免疫测定、胶乳增强散射免疫测定。

(三)标本要求与保存

采用血清。标本量0.5 mL，至少0.3 mL。避免脂血。分离后标本在室温(25 ℃)稳定保存7天，冷藏(4 ℃)或冷冻(－20 ℃)稳定保存14天。可反复冻融3次。

(四)参考区间

婴儿：3.0 mg/L(平均数)。

0～59岁：1.9 mg/L(平均数)。

60～69岁：2.1 mg/L(平均数)。

>70岁：2.4 mg/L(平均数)。

(五)临床意义

1.肾功能损害

血中β_2-m与GFR呈负相关，与血清肌酐呈正相关，评价GFR，采用β_2-m更优于肌酐。肾透析者，β_2-m持续呈高值，表明肾出现淀粉样变，有引起腕管综合征的可能性。

2.恶性肿瘤

网质内皮肿瘤、多发性骨髓瘤、慢性淋巴细胞白血病，治疗前血清β_2-m为6 mg/L，治疗后仍在3 mg/L以上，表明生存率低，可以用于判断预后。

3.SLE等免疫异常者

淋巴功能活化亢进及免疫刺激，使肝细胞合成β_2-m增加，这也是肝病患者

β_2-m 升高的原因。

4.尿中排出增加

肾小管重吸收障碍时，血中浓度升高(阈值 4.5 mg/L 以上)。

(六)影响因素

儿童血清内 β_2-m 浓度比青年、成年人及 60 岁以上者稍高。不同年龄其浓度有变化。

第三节　蛋白质电泳分析

一、血清蛋白电泳

(一)检测原理

血清蛋白电泳(serum protein electrophoresis，SPE)常采用 CAM 或琼脂糖凝胶，在pH 8.6的缓冲液中，血清中各种蛋白质都电离成负离子，在电场中向正极移动；因各种蛋白质 pI 不同，在相同 pH 下带电荷量有差异，同时各蛋白质的分子大小与分子形状也不相同，因此在同一电场中泳动速度不同；带电荷多，分子量小者，泳动较快，反之，则较慢。血清蛋白质一般被分成 5 个主要区带，从正极起依次为 ALB、α_1、α_2、β 及 γ-球蛋白，有时能出现 β_2 区带(C3 和 β_2-mG)。分离后的蛋白质区带经氨基黑或丽春红 S 等染色后，由光密度扫描仪对各区带进行吸亮度检测，并可自动画出吸亮度积分曲线。血清蛋白电泳各组分采用各区带的百分含量(%)表示。

(二)参考区间

各区带百分含量：清蛋白 57%～68%、α_1 球蛋白 1.0%～5.7%、α_2 球蛋白 4.9%～11.2%、β 球蛋白7%～13%、γ-球蛋白 9.8%～18.2%。不同染色剂和电泳条件时参考区间不同，各实验室应建立自己的参考区间。

(三)临床意义

1.血清蛋白电泳异常图谱

疾病时 SPE 的区带有很多种变化，根据它们在电泳图谱上的异常特征，可将其进行分型，有助于临床疾病的判断。

2.血清蛋白电泳典型图谱

(1)肾病型：肾病综合征等的典型图谱特征，除清蛋白下降外，α_2 球蛋白显著升高，β-球蛋白明显升高，γ-球蛋白不变或相对下降。

(2)肝硬化型：见于肝硬化患者，其图谱特征是 ALB 下降，γ-球蛋白明显升高，典型者 β 和γ 区带融合，出现 β-γ 桥。

3.免疫球蛋白增多

正常 SPE 图谱上 γ 区带色浅且宽，主要成分是 Ig，包括 IgG、IgA 和 IgM 等，由多克隆浆细胞所产生。疾病时 γ 区带增多较为常见，包括单克隆增殖和多克隆增殖。

(1)单克隆免疫球蛋白增多：表现为 γ 区带或 γ～β 出现的色泽深染的窄区带，其成分为单克隆免疫球蛋白或其轻链或重链片段，称为 M 蛋白，见于浆细胞病。M 蛋白的电泳位置可大致反映出 Ig 类型，如 IgA 位于 β 区后部或 β 和 γ 区之间，IgM 位于 γ 区中部，IgG 位于 γ 区后部。但确定 M 蛋白及其类型需采用特异性抗体做免疫固定电泳。

(2)多克隆免疫球蛋白增多：系指各种合成 Ig 细胞的全面增殖，表现为 γ 区带呈弥散性升高。包括慢性肝病、肝硬化、结缔组织病(最有代表性的是 SLE)、慢性感染、恶性肿瘤(早期可出现 Ig 多克隆增殖)、获得性免疫缺陷综合征(T 淋巴细胞被侵犯并失去功能，而 B 细胞失控和代偿性相对升高)和淋巴母细胞性淋巴结病(为淋巴母细胞反应性增殖，属于良性，也有人认为是转为恶性的过渡期)。

(四)方法评价

影响 SPE 精密度的因素很多，如电泳介质性质、缓冲液成分和浓度、电压大小、电泳时间、染色液成分、电泳时温度等，因此，实验室之间的精密度较差，甚至实验室内精密度也远不如一般生化指标的定量测定。目前较多实验室已经采用自动电泳仪及其配套的商品试剂进行 SPE，其电泳区带整齐，分离效果好，操作速度快；而且每次电泳时的电压、时间、甚至温度等都能准确控制，加上采用配套的商品试剂，均有利于提高电泳结果精密度。

SPE 各区带中多个蛋白质组分可有重叠、覆盖，如 Cp 常被 AMG 及 Hp 所掩盖；两个区带之间也有少量蛋白质，如 α 脂蛋白、β 脂蛋白迁移带较宽，常使区带之间着色，IgA 通常存在于 β 和 γ 带之间；某些蛋白质组分染色很浅，如脂蛋白和 AAG，其中的脂类或糖类不能被蛋白染料着色；因此，SPE 对异常蛋白质的分析及对疾病的诊治意义比较有限。并且，由于在 SPE 上表现异常的相关疾病大多还有其他检测手段，因此，即使在传统上应用 SPE 最多的慢性肝病和肝硬化这些疾病中，SPE 的作用也已逐渐减少。

二、蛋白质免疫固定电泳

蛋白质免疫固定电泳(Immunofixation electrophoresis，IFE)能确定蛋白质的单克隆属性，从而诊断浆细胞病等，检测标本可以是血清、尿液、脑脊液或其他体液，以血清蛋白免疫固定电泳较多用。

(一)检测原理

检测原理包括蛋白电泳和免疫沉淀两个过程，电泳介质以琼脂糖凝胶多用。将以不同程度稀释的同一份标本加样在琼脂糖凝胶板上的 6 个不同位置，进行电泳。电泳后，将蛋白固定剂加到第一份对照电泳蛋白区带的表面，而将 5 种抗血清即抗 IgG、IgA、IgM、κ 链和 λ 链分别加到第 2～6 份电泳的蛋白区带表面孵育。如果有对应的抗原存在，则会在适当的区带位置有抗原抗体复合物形成并沉淀下来。随后将整张凝胶片进行清洗，第 1 份对照电泳中所有蛋白质区带全部保留，第 2～6 份电泳区带中未被固定的清蛋白、α_1-球蛋白、α_2-球蛋白、β-球蛋白，以及未结合的游离抗原或抗体被洗去。最后采用考马斯亮蓝等灵敏度高的蛋白质染色剂进行染色。将第 2～6 份电泳区带与第 1 份蛋白电泳区带进行比较，可观察是否有某种单克隆免疫球蛋白存在。

(二)区带表现

第一份对照电泳显示一般的血清蛋白电泳区带；第 2～6 份电泳分别显示 IgG、IgA、IgM、κ 链、λ 链与其相应抗体的蛋白质复合物区带。正常人区带的染色程度依次是 IgG>IgA 和 κ 链>λ 链>IgM，均呈宽而弥散的区带。单克隆蛋白表现为边界清晰的局部致密条带，条带宽度和深度与其含量成正比，多数出现在 γ 或 β 区，偶见于 α 区。

(三)临床意义

蛋白质免疫固定电泳用于恶性浆细胞病的诊断，以及与多克隆增殖的鉴别诊断，还可用于脑脊液寡克隆蛋白的判断。恶性浆细胞病包括骨髓瘤、原发性巨球蛋白血症、重链病、原发性淀粉样变性等，由于异常浆细胞克隆增殖，产生大量单克隆免疫球蛋白或其轻链或重链片段。各种单克隆蛋白出现频率为 IgG 52%、IgA 21%、IgM 12%、IgD 2%、IgE 0.01%，轻链(κ 或 λ)11%，重链(γ、α、μ 或 δ)1%，也可出现两种或多种克隆蛋白，占 0.5%。

(四)方法评价

免疫固定电泳检测速度较快,整个过程为 1.5～2.0 小时;敏感性高,能检测到 0.5～1.5 g/L 含量的单克隆抗体;分辨率高,能够利用非常短的电泳移动距离分离出单克隆蛋白质组分。通过抗原-抗体沉淀模式直接对照常规血清蛋白电泳模式来分析区带,结果较容易判断。但良性 M 蛋白血症(BMG)也表现为类似的单克隆条带。

三、尿蛋白电泳

(一)普通尿蛋白电泳

普通尿蛋白电泳(urine protein electrophoresis,UPE)类似于普通 SPE。以往通常需将尿液进行浓缩使蛋白质浓度达到 30 g/L 以上,否则需要采用高灵敏度的染色方法如金染或银染。不过,目前一些自动电泳仪采用反复多次在琼脂糖凝胶上加样,不需浓缩尿液,以考马斯亮蓝染色,就能显示清晰的区带;这种电泳具有较高的分辨率,能分离出 ALB、α_1、α_2、β1、β_2 和 γ-球蛋白 6 个区带。当然由于患者的尿蛋白情况不同,很多时候这些区带不全,各种。从 UPE 能得到尿蛋白全貌,做出初步的蛋白尿类型判断,但因为并非按相对分子质量分离其蛋白质,一般只作为过筛试验。

(二)其他电泳分析方法

其他电泳分析方法包括十二烷基磺酸钠-聚丙烯酰胺凝胶电泳(sodium dodecyl sulfate-polyacarylamide gel electrophoresis,SDS-PAGE)或十二烷基磺酸钠-琼脂糖凝胶电泳(agarose gel electrophoresis,SDS-AGE)。由考马斯亮蓝染色,能将尿蛋白按相对分子质量大小进行分离,从而判断为肾小球性蛋白尿及其选择性和非选择性、肾小管性蛋白尿、混合性蛋白尿、溢出性蛋白尿等。目前一些自动电泳仪能进行尿蛋白 SDS-AGE,SDS-PAGE 则必须采用手工操作。

四、脑脊液蛋白电泳

经充分浓缩后,可以采用与普通 SPE 相似的普通脑脊液蛋白电泳,一般以琼脂糖凝胶为支持介质,由考马斯亮蓝染色,可分为 PA、ALB、α_1、α_2、β、γ-球蛋白 6 个组分,通常还有 β_1 和 β_2;银染能增加灵敏度而无须浓缩样品;浓缩标本或银染能清楚地发现 IgG 区带。若出现两条或多条稀疏的 IgG 区带,且比同一患者的 SPE 中 γ 区带致密,为 IgG 寡克隆区带;等电聚焦联合免疫印迹法能提高 IgG 寡克隆带的检测灵敏度和特异性。

第七章 激素类检验

第一节 甲状腺激素检验

甲状腺激素的测定大多采用标记免疫的方法直接测定血清中的激素浓度，包括放射免疫法（radioimmunoassay，RIA）、酶联免疫吸附法（enzyme linked immunosorbent assay，ELISA）、均相酶放大免疫法（enzyme-multiplied immunoassay technique，EMIT），还有化学发光免疫分析及数种荧光免疫法。

一、血清总 T_4（TT_4）和总 T_3（TT_3）测定

血清中的 T_4 和 T_3 99%以上与血浆蛋白结合，即以与甲状腺素结合球蛋白（TBG）结合为主。所以 TBG 的含量可以影响 TT_4 和 TT_3。如当妊娠、应用雌激素或避孕药、急性肝炎、6 周内新生儿等使血清 TBG 增高时，TT_4 也增高。而当应用雄激素、糖皮质激素、水杨酸、苯妥英钠等药物，肝硬化、肾病综合征等低蛋白血症使血清 TBG 降低时，TT_4 也降低。临床测定血清 TT_4 和 TT_3 常用化学免疫法，其灵敏度、特异性、精密度都很高。

（一）参考范围

见表 7-1。

表 7-1 TT_4 和 TT_3 参考范围

年龄（岁）	TT_4（nmol/L）	TT_3（nmol/L）
1～5	95～195	1.3～4.0
6～10	83～179	1.4～3.7
11～60	65～165	1.9～2.9
＞60（男）	65～130	1.6～2.7
＞60（女）	73～136	1.7～3.2

(二)临床应用

(1)血清 TT_4 的增加见于甲状腺功能亢进(简称甲亢)和 TBG 增加,TT_4 降低见于甲状腺功能减退(简称甲减)、TBG 减少、甲状腺炎、药物影响(如服用糖皮质激素等)。TT_4 是诊断甲减可靠和敏感的指标。

(2)血清 TT_3 是诊断甲亢最可靠和灵敏的指标,尤其是对诊断 T_3 型甲亢的患者有特殊意义。这类甲亢患者血清 TT_4 浓度不高,但 TT_3 却显著增高。同样,TT_3 的检测结果也受到血清 TBG 含量的影响。

(3)低 T_3 综合征:在饥饿、慢性消耗性疾病(如肝硬化、未控制的糖尿病等)时,外周 T_4 转变为 rT_3 增加,转变为 T_3 减少,此时血清 T_4 正常而 T_3 减少,即所谓的低 T_3 综合征。

二、血清游离 T_4(FT_4)和游离 T_3(FT_3)的测定

正常情况下,血浆甲状腺激素结合型和游离型之间存在着动态平衡,但只有游离型才具有生理活性,所以 FT_4 和 FT_3 的水平更能真实反映甲状腺功能状况。RIA 法测定 FT_4 和 FT_3 的分为两步:①用沉淀剂将血清所有蛋白(包括 TBG)沉淀除去;②以 RIA 法测定上清液中 FT_4、FT_3 的含量。

现在发展的敏感的免疫化学法如时间分辨荧光免疫分析法等,也逐渐应用于临床,逐渐取代有同位素污染的 RIA 法。

(一)参考范围

FT_4 和 FT_3 在血清中浓度很低,检测结果受检测方法、试剂盒质量等影响显著,所以参考范围差异很大。

FT_4:10～30 pmol/L;FT_3:3.55～10.10 pmol/L(RIA 法)。

(二)临床应用

总的来说,FT_4 和 FT_3 的临床应用与 TT_4 和 TT_3 相同,但因不受血清 TBG 影响,而是代表具有生物活性的甲状腺激素的含量,因而具有更重要的临床价值。

1.甲亢

对于诊断甲亢来说,FT_4、FT_3 均较 TT_4、TT_3 灵敏,对甲亢患者治疗效果的观察,FT_4、FT_3 的价值更大。

2.甲减

大多数口服 T_4 治疗的患者,在服药后 1～6 小时血中 FT_4 浓度达到高峰,

其升高程度与服药剂量有关。FT_4 是甲状腺素替代性治疗时很好的检测指标。

3.妊娠

孕妇血中 TBG 明显增加,因此,FT_4、FT_3 的检测较 TT_4、TT_3 更为准确。

4.药物影响

肝素可能对 FT_4、FT_3 的测定产生影响,使结果偏离。

三、血清反 T_3(rT_3)测定

rT_3 与 T_3 结构基本相同,仅是 3 个碘原子在 3、3'5' 位,主要来源于 T_4,在外周组织(如肝、肾等)经5-脱碘酶作用生成。rT_3 也是反映甲状腺功能的一个指标。血清中 T_4、T_3 和 rT_3 维持一定比例,可以反映甲状腺激素在体内代谢情况。临床采用 RIA 法和化学发光免疫法测定血清中 rT_3 浓度。

(一)参考范围

0.15~0.45 nmol/L。

(二)临床应用

rT_3 与 T_3 在化学结构上属异构体,但 T_3 是参与机体代谢的重要激素,该过程消耗氧,而 rT_3 则几乎无生理活性。rT_3 增加,T_3 减少,可以降低机体氧和能量的消耗,是机体的一种保护性机制。

(1)甲亢时血清 rT_3 增加,与血清 T_4、T_3 的变化基本一致。而部分甲亢初期或复发早期仅有 rT_3 的升高。

(2)甲低时血清 rT_3 降低。rT_3 是鉴别甲低与非甲状腺疾病功能异常的重要指标之一。

(3)非甲状腺疾病,如心肌梗死、肝硬化、糖尿病、尿毒症、脑血管意外和一些癌症患者,血清中 rT_3 增加,T_3/rT_3 比值降低。这一指标对上述疾病程度的判断、疗效观察及预后估计均有重要意义。

(4)羊水中 rT_3 浓度可作为胎儿成熟的指标。如羊水中 rT_3 低下,有助于先天性甲低的宫内诊断。

四、T_3 摄取率的测定

将 ^{125}I 标记的 T_3($^{125}I\text{-}T_3$)加入患者血清,$^{125}I\text{-}T_3$ 即与血清 TBG 的剩余部分(剩余结合容量)结合,未被结合而成游离态的 $^{125}I\text{-}T_3$ 可被吸附剂(如红细胞、树脂等)吸附。通过测定吸附剂所摄取的 $^{125}I\text{-}T_3$,即可了解 TBG 的剩余结合容量,从而间接反映 TT_4 水平。

^{125}I-T_3 摄取率＝(吸附剂摄取^{125}I-T_3 量)/(加入的^{125}I-T_3 总量)×100％

本试验为体外试验，适于孕妇、乳母及儿童。该试验不受碘剂及抗甲状腺药物的影响，但受血清 TBG 浓度、T_4/T_3 比值及苯妥英钠等药物影响，应用时应与 T_4 测定合并进行。

(一)参考范围

13％±4.6％(红细胞摄取率)。

(二)临床应用

摄取率＞17％可诊断为甲亢，甲低时降低。

第二节　肾上腺皮质激素检验

肾上腺皮质分泌类固醇激素，或称甾体激素，是维持生命所不可缺少的物质。肾上腺皮质的球状带、束状带及网状带，各分泌功能是不同的激素。醛固酮(盐皮质激素)由球状带分泌，是调节水、盐代谢的激素。束状带分泌的皮质醇及皮质酮(糖皮质激素)调节糖、脂肪、蛋白质三大代谢。网状带分泌的性激素主要作用于肌肉、毛发及第二性征的发育。目前已由肾上腺皮质中提出激素数十种，但一般认为皮质醇、皮质酮、醛固酮是正常情况下分泌的最主要的激素。皮质激素的半寿期很短，在血浆中为 80～120 分钟，其代谢产物由尿中排出。尿中出现的皮质激素代谢产物有三大类，即 17-羟皮质类固醇、17-酮类固醇和17-生酮类固醇。前两者为临床上最常用的测量肾上腺皮质功能的试验。肾上腺皮质疾病可分为肾上腺类固醇的增多、减少或不释放等几点。肾上腺皮质功能亢进可表现为皮质醇增多(库欣综合征)、醛固酮增多症及肾上腺雄激素增多(先天性肾上腺增生)。引起库欣病最多见的原因属于医源性，即长期使用糖皮质激素，又可见于良性垂体瘤(ACTH 增加)、肾上腺恶性肿瘤(少见)或腺瘤、异位性 ACTH 分泌等情况。醛固酮增多症时，由于醛固酮体用于远曲小管而引起保钠排钾，钠潴留又使血浆体积增加，血压上升。醛固酮增多症可分为原发性与继发性两种。原发性者即所谓 Conn 综合征，可由肾上腺瘤、癌或增生引起。因此血浆肾素是反应性降低，并有钾钠代谢异常。继发性醛固酮增加，多为非肾上腺性刺激引起，如心功能不全、肾病综合征、梗阻性肾病等，与原发性相反，其血浆肾素升高。

肾上腺皮质功能低下:原发性肾上腺皮质功能低下,即所谓艾迪生病,此病80%是由特异性肾上腺皮质萎缩引起(可能由于自身免疫性原因),此时常合并有内分泌病,如糖尿病、甲状旁腺功能低下、甲状腺病等。其余20%可能是肾上腺皮质结核、出血、肿瘤、淀粉样变性或感染等。双侧皮质损害90%时出现症状,由于皮质醇的减少,血ACTH升高。

肾上腺皮质功能低下还可能继发于各种原因所引起的ACTH减少。

肾上腺皮质功能试验一般可分3类:①直接测定体液(血、尿)中肾上腺皮质激素及其产物,是最常用的一类;②通过外源药物的影响而反映肾上腺功能试验;③间接反映肾上腺皮质功能的试验,如唾液中钾、钠浓度测定,这一类试验极为少用。

一、皮质醇测定

人肾上腺皮质分泌类固醇激素以皮质醇(氢化可的松)为主,血浆皮质醇分为游离与结合两种形式。测定其血浆皮质醇浓度,是直接了解垂体肾上腺皮质系统功能的方法。皮质醇是由肾上腺皮质束状带合成分泌的一种糖皮质激素,每天分泌10～35 mg,半衰期约100分钟。皮质醇的分泌有明显的昼夜节律,以清晨6～8时最高(50～250 μg/L),晚上10时至次日凌晨2时为最低(20～100 μg/L)。皮质醇的主要功能是增加糖异生,对蛋白质和脂肪代谢的影响亦非常显著。皮质醇分泌人血后绝大部分与血循环中皮质类固醇结合球蛋白(CBG)结合。真正具有生物活性的只是游离皮质醇,它只占总皮质醇的1%～3%,亦只有游离的皮质醇才能从肾小球滤过,从尿中排出。故测定尿皮质醇,可排除CBG变化的影响,反映血浆游离皮质醇水平。

(一)参考值

上午8:00:(127±55)μg/L。

下午4:00:(47±19)μg/L。

午夜:(3.4±12)μg/L。

新生儿脐带血浆:85～550 μg/L。

(二)临床应用

1.血浆总皮质醇升高

皮质醇增多症(库欣病)、肾上腺肿瘤、妊娠、口服避孕药、异位ACTH综合征、垂体前叶功能亢进症、单纯性肥胖、应激状态(如手术、创伤、心肌梗死等)。

2.血浆总皮质醇降低

肾上腺皮质功能降低,垂体前叶功能低下,全身消耗性疾病,口服苯妥钠、水杨酸钠等药物。先天性肾上腺皮质功能低下症,希恩综合征。皮质醇功能减退者,分泌节律基本正常;而血浓度明显降低。

二、皮质酮测定

皮质酮属21碳类固醇激素,是合成醛固酮的前体物质。其糖皮质激素活性为皮质醇的1/5,盐皮质激素样活性为皮质醇的2倍,为醛固酮的1/200。

(一)参考值

上午8:00:(25.5±8.4)nmol/L[(8.8±2.9)ng/mL]。

下午4:00:(17±8.4)nmol/L[(5.9±1.6)ng/mL]。

(二)临床应用

1.皮质酮增高

皮质酮增高见于库欣病、ACTH瘤、肾小管性酸中毒、肾病综合征、口服避孕药、先兆子痫、充血性心力衰竭、异常钠丢失、特发性水肿、钾离子治疗后给予低钠饮食等。

2.皮质酮降低

皮质酮降低见于肾上腺皮质功能减退、单纯性醛固酮缺乏、去氧皮质酮分泌过多(先天性肾上腺皮质增生症,11-β-羟化酶缺乏等)、摄钾过低、大量水摄入、大量滴注高渗盐水。

三、去甲肾上腺素测定

去甲肾上腺素又名正肾上腺素,属于儿茶酚胺类激素。主要由交感神经末梢释放,小部分由肾上腺髓质释放。主要作用于α受体。有强烈的收缩血管作用,特别对皮肤、黏膜和肾血管有强烈收缩作用,使血压升高。但对冠状动脉有微弱扩张作用,对心脏β受体也有兴奋作用,但比肾上腺素要弱。

(一)参考值

血浆:125～310 ng/L,(200±80)ng/L。

尿:10～70 μg/24 h,(41.5±11.0)μg/24 h。

(二)临床应用

去甲肾上腺素增高见于下列情况。嗜铬细胞瘤、神经母细胞瘤及神经节神经瘤、肝性脑病、晚期肾脏病、充血性心力衰竭。

四、18-羟-11-脱氧皮质酮(18-OH-DOL)测定

18-羟-11-脱氧皮质酮属21碳类固醇激素。主要由肾上腺皮质束状带产生，为盐皮质激素。其分泌受ACTH和肾素、血管紧张素系统双重调节，以前者为主。其生物效应主要为潴钠排钾。

(一)参考值

普食:(68±26)ng/L。

低钠饮食:(125±24)ng/L。

高钠饮食:(66±8)ng/L。

(二)临床应用

18-羟-11-脱氧皮质酮检测能反映垂体-肾上腺皮质功能。血浆18-OH-DOL增高见于库欣综合征或库欣病，原发性醛固酮增多症，原发性高血压。18-羟-11-脱氧皮质酮降低见于艾迪生病，垂体前叶功能低下。

五、醛固酮测定

醛固酮(aldosterone，ALD)是肾上腺皮质球状带合成和分泌的类固醇激素，分子量360.4，是一个非常强的电解质排泄的调节因子，其作用是增加Na^+和Cl^-的回收，排出K^+和H^+。由于它能影响电解质和水的排泄及血容量，所以对维持机体内环境的恒定起着重要作用。醛固酮含量可用放免方法测定。血浆醛固酮可受体位、饮食中钾、钠含量的影响，受血钾、钠浓度的调节，其排泄受肝、肾功能影响。检测血醛固酮的患者应停服利尿剂至少3周，停服抗高血压药物1周。测定醛固酮时，在试验前要给予高盐饮食，因为高血压患者多维持低盐饮食，会导致尿醛固酮增加而给以假阴性结果。

(一)参考值

1.血ALD(放免法)

(1)普食饮食:卧位为(86.0±37.5)pmol/L(59.9～173.9 pmol/L);立位为(151.3±88.3) pmol/L(65.2～295.7 pmol/L)。

(2)低钠饮食:卧位为(233.1±20.2)pmol/L(121.7～369.6 pmol/L);立位为(340.9±177.0) pmol/L(139.0～634.0 pmol/L)。

2.尿ALD

普食:1.0～8.0 μg/24 h尿;低钠:7～26 μg/24 h尿。

(二)临床应用

1.ALD增高

原发性ALD增多症、Conn综合征;双侧肾上腺增生,肾上腺癌、继发性ALD增多症、肾素瘤、肾血管性高血压、多发性肾囊肿、Wilms肿瘤、Portter综合征,特发性水肿,恶性高血压,充血性心力衰竭、肾性综合征,肝硬化、17α-羟化酶缺乏,Dasmit综合征,体位性高血压,口服避孕药,先兆子痫或子痫,肾小管酸中毒,妊娠。

2.血ALD浓度和尿ALD排泄降低

原发性低醛固酮症,继发性低醛固酮症,艾迪生病,双侧肾上腺切除,原发性高血压、18-羟类固醇脱氢酶缺乏,18-羟化酶缺乏,Rose综合征,Liddle综合征,11-β-羟化酶缺乏,3-β-羟类固醇脱氢酶缺乏,库欣综合征,服用甘草、可乐定、β-阻滞剂后。

六、口服地塞米松抑制试验

垂体与肾上腺皮质之间,存在着刺激与负反馈之间相互关系,垂体分泌ACTH,刺激肾上腺皮质分泌糖皮质激素在血中水平升高,反过来抑制垂体前叶ACTH的分泌,此试验的原理即在于此。方法是作用强、而剂量小的地塞米松,观察用药后尿中17-羟皮质类固醇比用药前减少的程度,借此来诊断库欣综合征及其肾上腺皮质病变性质。有小剂量与大剂量法两种。

(一)小剂量法

口服地塞米松,每天2 mg分4次服,连续2天。试验前留24小时尿做17羟皮质类固醇测定,用药后即留24小时尿亦做17-羟皮质类固醇测定,前后两次所测结果进行比较。

临床应用:正常人服地塞米松后,尿17-羟皮质类固醇排出量明显降低,降低值超过试验前的50%,或低于11 μmol/d。肥胖病、Stenleventhal综合征(多囊卵巢综合征),也受到抑制。

甲状腺功能亢进患者,服地塞米松后,尿17-羟皮质类固醇降低不如正常人显著。库欣综合征病患者,不管其病变性质如何,均很少下降到11 μmol/d或根本不下降。肾上腺皮质功能亢进者,不论其病原为增生性或肿瘤,其抑制一般不大于对照值50%。

(二)大剂量法

口服地塞米松,每天8 mg,分4次服,连续2天仍测定药前后24小时进尿中

17-羟皮质类固醇含量,以示比较。

临床应用:病变性质为肾上腺增生所致的库欣综合征者,服药后尿中17-羟皮质类固醇含量比用药前下降50%。而病变为肾上腺肿瘤或癌者,则服药后无明显下降或不下降,为肿瘤细胞分泌皮质素有其自主性,不受垂体分泌的ACTH控制。女性男性化,先天性肾上腺皮质增生引起的女性假两性畸形者,尿中17-酮类固醇排泄量明显高于正常。因此,小剂量法试验尿中17-酮类固醇明显降低。如肾上腺皮质肿瘤中所致的男性化病例,在大剂量法试验下,尿中17-酮类醇无明显降低。

第三节 性激素检验

一、睾酮测定

男性睾酮(testosterone,T)主要是由睾丸间质细胞分泌。肾上腺皮质及卵巢也有少量分泌。属19碳类固醇激素,是血中活性最强的雄性激素。睾酮经代谢生成生物活性更强的双氢睾酮(DHT),也可被芳香化为雌二醇。睾酮的分泌受促黄体生成激素(LH)的调节,与下丘脑-垂体轴之间存在负反馈关系。在女性睾酮主要由卵巢和肾上腺分泌的雄烯二酮转化而来。睾酮分泌具有生理节律,通常清晨最高,中午最低。睾酮主要在肝脏灭活,与清蛋白和性腺结合球蛋白结合在体内运输。其主要生理功能是刺激男性性征的出现,促进蛋白质的合成伴有水钠潴留和骨钙磷沉积,此外,睾酮还与FSH协同维持生精。

(一)参考值

男性:成人14.0～25.4 nmol/L(放免法)。

女性:成人0.7～2.1 nmol/L;绝经期< 1.2 nmol/L。

(二)临床应用

1.血睾酮增高

(1)睾丸间质细胞瘤。

(2)先天性肾上腺皮质增生及肾上腺肿瘤。

(3)女性男性化,XYY女性,多囊卵巢综合征患者。

(4)注射睾酮或促性腺激素。

(5)多毛症。

2.血睾酮降低

(1)先天性睾丸发育不全综合征、睾丸炎或X线照射后等。

(2)垂体前叶功能减退。

(3)性腺功能减退:类睾综合征(如Kallman综合征)及睾丸不发育或睾丸消失综合征。

二、双氢睾酮测定

双氢睾酮(dihydratestosterone,DHT)是19碳类固醇雄性激素。血循环中的双氢睾酮一部分来自睾丸间质细胞的合成、分泌,一部分由睾酮在外周的代谢转化而来。其产生量男性约为300 μg/d,女性为50～70 μg/d,在有的靶细胞内睾酮必须代谢至DHT后,再和相应的特异受体相结合发挥生理效应。DHT的生理作用同睾酮。

(一)参考值

男性:1.02～2.72 nmol/L(放免法)。

女性:0.10～0.43 nmol/L。

(二)临床应用

1.双氢睾酮增高

男性睾丸间质细胞瘤、女子多毛症、多囊卵巢综合征、真性性早熟等。

2.双氢睾酮降低

睾丸女性化、发育不良、睾丸间质细胞发育不良、女性外阴硬化性苔藓等。

三、脱氧异雄酮测定

脱氢异雄酮(dehydroepiandrosterone,DHA)是由17α羟孕烯醇酮经17碳链酶作用而成,为雄烯二酮及睾酮的前体,DHA是肾上腺皮质分泌的主要雄激素。此外,卵巢与睾丸也有少量产生,分泌量成人平均每天约为25 mg。DHA入血后,一部分在外周组织转化为睾酮(雄性激素的生理作用见睾酮项目)。

(一)参考值

男性:(32.3±12.1)nmol/L(20.8～45 nmol/L)。

女性:(21.4±8.3)nmol/L(13.8～31.2 nmol/L)。

(二)临床应用

肾上腺皮质肿瘤患者能产生大量的DHA,尤其是恶性肾上腺肿瘤。先天性肾上腺皮质增生症,如3-β羟脱氢酶缺乏症(17-β-羟脱氢酶缺陷症)、女性多毛症。妊娠中晚期母血中DHA降低。

四、雄烯二酮测定

雄烯二酮的生物活性介于活性很强的雄性激素睾酮和雄性激素很弱的去氢雄酮之间。雄烯二酮具有激素原的特性。在女性雄烯二酮的50%来自卵巢、50%来自肾上腺。女性日产率超过3 000 μg,男性则更高。成年男性雄烯二酮测定水平略低同龄女性,绝经妇女因肾上腺及卵巢的含量均减少致血循环中的浓度下降。

(一)参考值

男性:(6.3±1.7)nmol/L(3.5～7.5 nmol/L)。

女性:(7.1±2.0)nmol/L(4.5～10.8 nmol/L)。

(二)临床应用

正常妇女雄烯二酮的分泌量为睾酮的10倍。在女性卵巢中也能测到雄烯二酮,男性化疾病的女性雄烯二酮水平可升高。先天性肾上腺皮质增生时可增高,多囊卵巢病时雄烯二酮正常或轻度升高,多毛症增高。

雄烯二酮降低:男性发育延迟(1.6～3.0 nmol/L),侏儒症。

五、17α-羟孕酮测定

17α-羟孕酮(17-α-hydosy progesterone,17α-OHP)由肾上腺皮质及性腺产生,其黄体酮活性很低。17α-OHP经21-羟化生成皮质醇的前体化合物S(CpS)。17α-OHP具有与肾上腺皮质醇相一致的昼夜节律变化。成年育龄妇女17α-OHP浓度随月经周期而变化,黄体期高于卵泡期。妊娠时胎儿、胎盘及肾上腺可产生大量17α-OHP。妊娠32周后17α-OHP浓度急剧升高直到分娩期,17α-OHP也存在于新生儿的脐带血中。

(一)参考值

育龄女性:卵泡期0.1～0.8 ng/mL;黄体期0.27～2.9 ng/mL;妊娠末3个月2～12 ng/mL。

男性:0.31～2.13 ng/mL。

(二)临床应用

21-羟化酶缺乏的先天性肾上腺皮质增生患者血 17α-OH-P 浓度明显升高，11-羟化酶缺乏时17α-OHP上升幅度较少。约 6%的成年多毛女性有不同程度的21-羟化酶缺乏。这一类迟发型缺乏症病例中 17P 浓度常超过卵泡期的高限0.9 ng/mL。17α-OHP 的测定也用于分析男性和女性的普通痤疮、男性秃顶及一些不明原因的不育症。

六、雌二醇测定

雌二醇(estradiol,E_2)是一种 18 碳类固醇激素,E_2 由睾丸、卵巢和胎盘分泌释放入血,或由雄激素在性腺外转化而来。E_2 是生物活性最强的天然雌激素。对于排卵的女性,E_2 起初来源于一组正在成熟的卵泡,最后则来源于一个完整的即将排卵及由它形成的黄体。绝经后的女性 E_2 来源于雄激素的转化,循环中 E_2 水平低,不具周期性变化。青春期前的儿童和男性 E_2 水平低也不具周期性变化。

(一)参考值

男性:110～264.2 pmol/L。

女性:卵泡期 132～220 pmol/L;排卵期 1 431～2 932 pmol/L;黄体期403.7～1 123.0 pmol/L。

(二)临床应用

血糖二醇浓度是检查下丘脑、垂体、生殖靶腺轴功能指标之一。对诊断早熟,发育不良等内分泌及妇科疾病有一定价值。E_2 增高还见于多胎妊娠、糖尿病孕妇、肝硬化、卵巢癌、浆液性囊腺癌、不明原因乳房发育、男性、肾上腺肿瘤等。

E_2 降低见于:妊娠高血压综合征、无脑儿、下丘脑病变、垂体卵巢性不孕、皮质醇增高症、希恩综合征、胎儿宫内死亡、下丘脑促性腺激素释放激素(GnRH)类似物对垂体具有调节作用等。

七、雌三醇测定

雌三醇(estriol,E_3)属 18 碳类固醇激素。一般认为 E_3 是 E_2 和雌酮的代谢产物,生物活性较它们为低。在妊娠中晚期,胎盘合成的 E_3 大部分来自胎儿的16-α-羟硫酸脱氢异雄酮。E_3 能反映胎儿-胎盘单位功能,因此,通过测定 E_3 监测胎盘功能及胎儿健康状态具有重要意义。

(一)参考值

成人:(0.58±0.04)μg/L。

(二)临床应用

1.E_3 增高

先天性肾上腺增生所致胎儿男性化、肝硬化、心脏病。

2.E_3 降低

胎儿先性肾上腺发育不全,无脑儿,胎儿宫内生长迟缓,孕期应用糖皮质激素,胎盘硫酸酯酶缺乏,过期妊娠,胎儿窘迫,死胎,胎儿功能不良,妊娠高血压综合征,先兆子痫等。

八、雌酮测定

雌酮(estrone,E_1)属18碳类固醇雌激素,其活性次于E_2。E_1来源于脱氧异雄酮(DHA),E_2在肝脏灭活后亦生成E_1。

(一)参考值

男性:(216.1±83.3)pmol/L。

女性:卵泡期(290.8±77.3)pmol/L;排卵期(1 472.6±588.7)pmol/L;黄体期(814.0±162.8)pmol/L;绝经后(125.1±88.8)pmol/L。

(二)临床应用

1.E_1 增高

睾丸肿瘤、心脏病、肝病、系统性红斑狼疮、心肌梗死、多囊卵巢综合征、卵巢颗粒细胞肿瘤。

2.E_1 降低

原发性、继发性闭经、垂体促性腺激素细胞功能低下,LH和FSH分泌减少,继而卵巢内分泌功能减退,雌酮和雌二醇均降低。高催乳素征、神经性厌食、特纳综合征。

九、黄体酮测定

黄体酮(progesterone,P)是在卵巢、肾上腺皮质和胎盘中合成的,尿中主要代谢产物是孕二醇。由于LH和FSH的影响,在正常月经周期的排卵期卵巢分泌黄体酮增加,排卵后6～7天达高峰。排卵后的黄体是月经期间黄体酮的主要来源,如果卵子未受精,则本黄体萎缩出现月经,黄体酮水平下降;如果卵子受精,由于来自胎儿胎盘分泌的促性腺激素的刺激,黄体继续分泌黄体酮。妊娠第七周开始胎盘分泌黄体酮的自主性增强，在量上超过黄体。黄体酮可排制子宫兴奋性，此种对子宫收缩的抑制作用可持续至分娩前。

(一)参考值

女性：卵泡期(0.79±0.40)ng/mL(0.2～0.9 ng/mL)；排卵期(2.05±1.11)ng/mL(1.16～3.13 ng/mL)；黄体期(13.59±4.25)ng/mL(3.0～35 ng/mL)；绝经期后0.03～0.3 ng/mL；妊娠20～400 ng/mL。

男性：(0.48±0.17)ng/mL。

(二)临床应用

1.确证排卵

要使黄体酮成为排卵的有用指标需在黄体中期取血。太靠近月经或在LH分泌高峰的3～4天内，黄体酮正急剧升高或下跌，结果不稳定。一次随机的黄体期水平>3 ng/mL是支持排卵的强有力证据。

2.除外异位妊娠

黄体酮水平≥25 ng/mL可除外异位妊娠(97.5%)。

3.除外活胎

不管胎位如何，单次血清黄体酮≤5 ng/mL，可除外活胎提示为死胎。

4.流产

先兆流产时虽其值在高值内，若有下降则有流产趋势。

第四节 其他相关激素检验

一、尿17-酮类固醇(17-KS)检验

(一)原理

尿中17-酮类固醇是肾上腺皮质激素及雄性激素的代谢产物，大部分为水溶性的葡萄糖醛酸酯或硫酸酯，必须经过酸的作用使之水解成游离的类固醇，再用有机溶剂提取，经过洗涤除去酸类与酚类物质。17-酮类固醇分子结构中的酮-亚甲基(-CO-CH_2-)能与碱性溶液中的间二硝基苯作用，生成红色化合物。在520 nm有一吸收峰，可以进行比色测定。

(二)患者准备与标本处理

(1)取样前 1 周,患者应停止饮茶和服用甲丙氨酯、氯丙嗪、降压灵、普鲁卡因胺、类固醇激素、中草药及一些带色素的药物,以减少阳性干扰。

(2)尿量应通过饮水调控在 1 000~3 000 mL/24 h。

(3)收集 24 小时尿液加浓盐酸约 10 mL 或甲苯 5 mL 防腐。如尿液不能及时进行测定,应置冰箱内保存,以免 17-酮类固醇被破坏而使测定数值降低。

(三)参考值

成年男性:(28.5~61.8)μmol/24 h。

成年女性:(20.8~52.1)μmol/24 h。

二、尿 17-羟皮质类固醇(17-OHCS)检验

(一)原理

在酸性条件下,17-羟皮质类固醇水溶性下降,用正丁醇-氯仿提取尿液中的 17-OHCS,在尿提取物中加入盐酸苯肼和硫酸,17-OHCS 与盐酸苯肼作用,成黄色复合物,用氢化可的松标准液同样呈色,以分光光度计比色,求得其含量。

(二)患者准备与标本处理

同尿 17-酮类固醇测定。

(三)参考值

成年男性:(27.88±6.6)μmol/24 h。

成年女性:(23.74±4.47)μmol/24 h。

三、尿香草扁桃酸(VMA)检验

(一)原理

用乙酸乙酯从酸化尿液中提取 VMA 和其他酚酸,然后反提取到碳酸钾水层。加入高碘酸钠($NaIO_4$),使 VMA 氧化成香草醛(vanillin)。用甲苯从含有酚酸杂质的溶液中选择性提取香草醛,再用碳酸盐溶液反抽提到水层,用分光光度计于波长为 360 nm 测定水层中香草醛的浓度。

(二)患者准备与标本处理

(1)收集标本前 1 周限制患者食用含有香草醛类的食物,如巧克力、咖啡、柠檬、香蕉及阿司匹林和一些降压药物,这些药物中含有酚酸对该法有阳性干扰,可使结果假性升高。

(2)尿量应通过饮水调控在 1 000～3 000 mL/24 h。

(3)收集 24 小时尿液加浓盐酸约 10 mL 或甲苯 5 mL 防腐。若尿液不能及时进行测定,应置冰箱内保存,以免 VMA 被破坏而使测定数值降低。

(三)分光光度法参考值

见表 7-2。

表 7-2 分光光度法参考值

年龄	mg/24 h	μmol/24 h
0～10 天	<0.1	<0.5
11 天至 24 个月	<2.0	<10
25 个月至 18 岁	<5.0	<25
成人	2～7	10～35

第八章 细菌学检验

第一节 分枝杆菌属检验

分枝杆菌属是一类细长或略带弯曲、为数众多(包括 54 个种)呈分枝状生长的需氧杆菌。因其繁殖时呈分枝状生长,故称分枝杆菌。本属细菌的主要特点是细胞壁含有大量脂类,可占其干重的 60%,这与其染色性、抵抗力、致病性等密切相关。耐受酸和抗乙醇,一般不易着色,若经加温或延长染色时间而着色后,能抵抗 3%盐酸乙醇的脱色作用,故又称抗酸杆菌。需氧生长,无鞭毛,无芽孢和荚膜。引起的疾病均为慢性,有肉芽肿病变的炎症特点。

分枝杆菌的种类较多,包括结核分枝杆菌、非结核分枝杆菌和麻风分枝杆菌。非结核分枝杆菌是一大群分枝杆菌的总称,与人类有关的非结核分枝杆菌主要有堪萨斯分枝杆菌、海分枝杆菌、瘰疬分枝杆菌、戈分枝杆菌、鸟分枝杆菌、蟾分枝杆菌、龟分枝杆菌、偶发分枝杆菌和耻垢分枝杆菌等。本属细菌无内外毒素,其致病性与菌体某些成分如索状因子、蜡质 D 及分枝菌酸有关。

一、结核分枝杆菌

结核分枝杆菌简称结核杆菌,是引起人和动物结核病的病原菌。目前已知在我国引起人类结核病的主要有人型和牛型结核分枝杆菌。

(一)临床意义

1.致病性

结核分枝杆菌主要通过呼吸道、消化道和受损伤的皮肤侵入易感机体,引起多种组织器官的结核病,其中以通过呼吸道引起的肺结核最多见。肺外感染可发生在脑、肾、肠及腹膜等处。该菌不产生内毒素和外毒素,也无荚膜和侵袭性酶。

2.Koch 现象

结核的特异性免疫是通过结核分枝杆菌感染后所产生，试验证明，将有毒的结核分枝杆菌纯培养物初次接种于健康豚鼠，不产生速发型变态反应，而经10～14 天，局部逐渐形成肿块，继而坏死、溃疡，直至动物死亡。若在 8～12 周之前给动物接种减毒或小量结核分枝杆菌，第二次接种时则局部反应提前，于 2～3 天内发生红肿硬结，后有溃疡但很快趋于痊愈。此现象为 Koch 在 1891 年观察到的，故称为 Koch 现象。

3.结核菌素试验

利用Ⅳ型变态反应的原理，检测机体是否感染过结核分枝杆菌。

(二)微生物学检验

1.标本采集

根据感染部位的不同，可采集不同标本。结核患者各感染部位的标本中大多都混有其他细菌，为此应采取能抑制污染菌的方法。若做分离培养，必须使用灭菌容器，患者应停药 1～2 天后再采集标本。可采集痰、尿、粪便、胃液、胸腔积液、腹水、脑脊液、关节液、脓液等。

2.检验方法

(1)涂片检查，包括直接涂片、集菌涂片和荧光显微镜检查法。

直接涂片：①薄涂片。挑取痰或其他处理过的标本约 0.01 mL，涂抹于载玻片上，用萋-尼(热染法)或 Kinyoun(冷染法)抗酸染色，镜检，报告方法：－，全视野(或 100 个视野)未找到抗酸菌；＋，全视野发现3～9 个；＋＋，全视野发现10～99 个；＋＋＋，每视野发现 1～9 个；＋＋＋＋，每视野发现10 个以上(全视野发现 1～2 个时报告抗酸菌的个数)。②厚涂片。取标本0.1 mL，涂片，抗酸染色、镜检，报告方法同上。

集菌涂片：主要方法有沉淀集菌法和漂浮集菌法。

荧光显微镜检查法：制片同前。用金铵“O”染色，在荧光显微镜下分枝杆菌可发出荧光。

(2)分离培养：结核分枝杆菌的分离培养对于结核病的诊断、疗效观察及抗结核药物的研究均具有重要意义。培养前针对标本应做适当的前处理，如痰可做 4% H_2SO_4 或 4% NaOH 处理 20～30 分钟，除去支杂菌再接种于罗氏培养基，37 ℃培养，定时观察，至 4～8 周。此方法可准确诊断结核分枝杆菌。

(3)基因快速诊断：简便快速、灵敏度高、特异性强。但需注意试验器材的污染问题，以免出现假阳性。

(4)噬菌体法。

(三)治疗原则

利福平、异烟肼、乙胺丁醇、链霉素为第一线药物。利福平与异烟肼合用可以减少耐药的产生。对于严重感染，可用吡嗪酰胺与利福平及异烟肼联合使用。

二、非结核分枝杆菌

分枝杆菌属中除结核分枝杆菌和麻风分枝杆菌以外，均称为非结核分枝杆菌或非典分枝杆菌。因其染色性同样具有抗酸性，亦称非结核抗酸菌，其中有14～17个非典菌种能使人致病，可侵犯全身脏器和组织，以肺最常见，其临床症状、X线所见很难与肺结核病区别，而大多数非典菌对主要抗结核药耐药，故该菌的感染和发病已成为流行病学和临床上的主要课题。与发达国家一样，我国近年来发现率也有增高趋势。以第Ⅲ群鸟-胞内分枝杆菌和第Ⅳ群偶发分枝杆菌及龟分枝杆菌为多。

三、麻风分枝杆菌

麻风分枝杆菌简称麻风杆菌，是麻风的病原菌。首先由Hansen于1937年从麻风患者组织中发现。麻风分枝杆菌亦为抗酸杆菌，但较结核分枝杆菌短而粗。抗酸染色着色均匀，呈束状或团状排列。为典型的胞内寄生菌，该菌所在的细胞胞质呈泡沫状称麻风细胞。用药后细菌可断裂为颗粒状，链状等，着色不均匀，叫不完整染色菌。革兰阳性无动力、无荚膜和芽孢。

麻风分枝杆菌是麻风的病原菌，麻风是一种慢性传染病，早期主要损害皮肤、黏膜和神经末梢，晚期可侵犯深部组织和器官，此菌尚未人工培养成功，已用犰狳建立良好的动物模型。人类是麻风分枝杆菌的唯一宿主，也是唯一传染源。本病在世界各地均有流行，尤以第三世界较为广泛。

麻风根据机体的免疫、病理变化和临床表现可将多数患者分为瘤型和结核型两型，另外，还有界限类和未定类两类。治疗原则：早发现，早治疗。治疗药物主要有砜类、利福平、氯法齐明及丙硫异烟胺。一般采用2种或3种药物联合治疗。

第二节　需氧或兼性厌氧革兰阳性杆菌检验

常见的与临床有关的需氧革兰阳性杆菌有棒状杆菌属、芽孢杆菌属、李斯特菌属、丹毒丝菌属、加特纳菌属。上述菌属的主要区别见表8-1。

表8-1　革兰阳性杆菌属的鉴别

鉴别项目	棒状杆菌属	芽孢杆菌属	李斯特菌属	丹毒丝菌属	加特纳菌属
形态	棒状	杆菌有芽孢	短杆、链或丝状	细杆或线状	杆菌、多形性
触酶	+	+	+	−	−
动力	−	V	+	−	−
对氧	需氧、兼性厌氧	需氧、兼性厌氧	兼性厌氧	兼性厌氧	
G+Cmol%	51～65	32～69	36～38	36～40	42～44

一、棒状杆菌属

棒状杆菌属是一群革兰阳性杆菌，菌体粗细、长短不一，一端或两端膨大呈棒状，故名棒状杆菌。本菌着色不匀，有异染颗粒。无鞭毛、无荚膜、无芽孢。需氧，营养要求较高，能分解一些糖类，产酸不产气。本属细菌种类较多，有白喉棒状杆菌、假白喉棒状杆菌、干燥棒状杆菌、溃疡棒状杆菌等。引起人类致病的主要是白喉棒状杆菌，其他大多数为条件致病菌。

(一)白喉棒状杆菌

1.致病性

白喉棒状杆菌引起白喉，多在秋冬季节流行。以咽白喉最常见，咽白喉及鼻白喉次之，偶亦引起眼结膜、外耳道、阴道及皮肤的局部病变。

本菌一般不侵入血流，但其产生的大量外毒素可吸收入血，引起毒血症。毒素能与敏感的心肌，肝、肾、肾上腺等组织细胞及外周神经，尤其与支配咽肌和腭肌的神经结合，引起细胞变性、坏死、内脏出血和神经麻痹等严重损害。

2.微生物学检验

(1)标本采集:用无菌长棉拭子，从可疑的假膜边缘采集分泌物，未见假膜的疑似患者或带菌者可采集鼻咽部或扁桃体黏膜上的分泌物。若为培养，应在使用抗生素或其他抗菌药物前采集双份标本。如不能立即送检，应将标本浸于无菌生理盐水或15%甘油盐水中保存。

(2)检验方法及鉴定。①直接镜检:将标本涂于 2～3 张载玻片上,分别做革兰染色和异染颗粒染色(奈瑟法或阿培特法)。镜检如见革兰阳性形态典型的棒状杆菌,并有明显的异染颗粒,可初步报告"检出形似白喉棒状杆菌"。②分离培养:将另一份标本接种下列培养基。吕氏血清斜面:本菌在此培养基上生长较标本中的杂菌迅速,于 35 ℃培养 8～12 小时后,即形成灰白色的菌落,而其他杂菌则尚未形成菌落。本菌在甘油吕氏血清斜面上形成的异染颗粒更为明显。亚碲酸钾血琼脂平板:经 35 ℃培养24～48 小时,观察菌落特点。在此培养基上,大部分杂菌被抑制,白喉棒状杆菌则生长缓慢,故应结合吕氏血清斜面培养基进行观察。若在吕氏血清斜面和亚碲酸钾血琼脂平板上,同时发现菌落和菌体形态很典型的棒状杆菌,即可准确地报告为阳性;若在亚碲酸钾血琼脂平板上菌落典型,而吕氏血清斜面培养阴性,也可报告阳性;若吕氏血清斜面培养基上的菌落及菌体形态典型,而在亚碲酸盐血琼脂平板上无典型菌落生长,可暂报告为可疑,并将吕氏血清斜面之培养物转种于亚碲酸盐血琼脂平板,等待生长出典型菌落。若两者均为阴性,必须观察 72 小时后方可做出报告。

(3)生化反应:主要用于鉴别白喉棒状杆菌与类白喉棒状杆菌。

(4)毒力试验:可作为鉴定致病菌株的重要依据。试验方法分体外法和体内法两大类。体外法有双向琼脂扩散法(做琼脂平板毒力试验)、SPA 协同凝集试验、对流免疫电泳;体内法可用豚鼠做毒素中和试验。

(5)临床意义:白喉棒状杆菌的致病因素为白喉外毒素,抗原性强,毒性剧烈。K 抗原(表面抗原)及索状因子亦与其致病力有关。引起的白喉是一种急性呼吸道传染病。白喉的免疫主要是抗毒素免疫。白喉棒状杆菌可引起人类白喉,白喉是一种急性呼吸道传染病,该病原菌存在于患者及带菌者的鼻咽腔中,随飞沫或污染的物品传播。白喉棒状杆菌可致气管、支气管假膜,是白喉早期死亡的主要原因,其产生的外毒素也经血液与易感组织结合,出现各种症状如心肌炎、软腭麻痹等,是白喉晚期死亡的主要原因。

(6)治疗原则:用青霉素或红霉素等进行抗菌治疗,同时应尽早注射足量白喉抗毒素。注射抗毒素前,应做皮试。

(二)其他棒状杆菌

棒状杆菌除白喉棒状杆菌外,其余统称为类白喉棒状杆菌。此类细菌种类多,一般无致病性或仅能与其他化脓细菌产生混合感染,有的可能为条件致病菌。类白喉棒状杆菌常寄生于人类或动物鼻腔、咽喉、外耳道、眼结膜、外阴及皮肤表面等处。临床标本中较常见的类白喉棒状杆菌有溃疡棒状杆菌、假白喉棒状杆菌、干燥棒状杆菌、溶血棒状杆菌、化脓棒状杆菌等。

二、芽孢杆菌属

芽孢杆菌属是一大群有芽孢的革兰阳性大杆菌。大多数菌种在有氧环境下形成芽孢。有动力，非抗酸性。需氧或性厌氧菌，在普通培养基上生长良好。

它们广泛分布于空气、土壤、尘埃及腐烂物中，绝大多数为腐生菌，许多菌种成为实验室等环境的污染菌。少数寄生于动物或昆虫并对人类及动物致病，其中炭疽芽孢杆菌是人畜共患的重要致病菌，蜡样芽孢杆菌能致食物中毒。还有枯草芽孢杆菌、环状芽孢杆菌和浸麻芽孢杆菌等，偶可引起败血症、脑膜炎及肺炎等。多黏杆菌能产生多黏菌素类抗生素。

(一)炭疽芽孢杆菌

炭疽芽孢杆菌主要引起食草动物患炭疽病，也可经一定途径感染人类，为人畜共患的急性传染病。

1.致病性

炭疽芽孢杆菌可经皮肤、呼吸道和胃肠道侵入机体引起炭疽病。临床类型有皮肤炭疽、肺炭疽、肠炭疽，病死率很高。

2.微生物学检查

(1)标本采集：皮肤炭疽取病灶分泌物；肺炭疽采取痰液；肠炭疽采取粪便；炭疽脑膜炎采取脑脊液；各型炭疽均可采取血液。

(2)检验方法及鉴定：炭疽芽孢杆菌的检查要特别注意芽孢型的实验室感染，故应有专门防护的实验室，并对用过的器具、检材等进行严格的消毒处理。①直接镜检：将可疑材料涂片，组织标本可做压印片，用1：1 000的升汞固定5分钟，再行革兰染色和荚膜染色。镜检发现有荚膜的革兰阳性竹节状大杆菌，可初步诊断。荚膜荧光抗体染色，链状或竹节状大杆菌周围有发荧光的荚膜者为阳性。②分离培养：一般标本接种血平板，37 ℃培养维持24小时后观察菌落特点。污染严重的标本可预先加热至65 ℃ 30分钟杀灭杂菌，或接种炭疽芽孢杆菌选择培养基——喷他脒血琼脂平板，培养时间稍长，菌落特征与血平板培养基的生长相似，但菌落较小。为提高检出效果，可选用2%兔血清肉汤增菌，然后分离培养。③动物试验：将标本或培养物制成悬液，皮下接种于豚鼠(1 mL)或小白鼠(0.2 mL)。均可引起败血症，并于1～3天后死亡。内脏和血液中存在大量有荚膜的细菌。④鉴定试验。串珠试验：炭疽芽孢杆菌在每毫升含0.05～0.50 U青霉素的肉汤培养基中，可发生形态变异，形成大而均匀的圆球形并相连如串珠状，而类炭疽及其他需氧芽孢杆菌则无此现象，本试验鉴别意义较大。噬菌体裂解试验。重碳酸盐毒力试验：将待检菌接种于含0.5%碳酸氢钠和10%马血清琼脂平板上，置10%CO_2环境下，37 ℃培养24～48小时，观察菌落形态，有毒力的炭疽芽孢杆菌能产生大量的谷氨酸物质，形成荚膜，菌落呈M型，无毒力芽孢杆菌不形成荚膜，呈R型菌落。青霉素抑制试验。植物凝集素试验。⑤判定标准：革兰阳性、两端平整、竹节状成双或呈短链排列，有荚膜之粗大杆菌，或荚膜肿胀试验阳性，串珠试验阳性；重碳酸盐毒力试验出现M型菌落可做出诊断。

(二)蜡样芽孢杆菌

微生物学检查：除做分离培养外，细菌计数对本菌所致食物中毒有诊断价值，因暴露于空气中的食品均在一定程度上受本菌污染。

三、产单核李斯特菌

产单核李斯特菌隶属于李斯特菌属。该属包括8个种，主要包括产单核李斯特菌、格氏李斯特菌和默氏李斯特菌，其中只有产单核李斯特菌对人有致病性。李斯特菌属广泛存在于自然界，动物、人类、植物、土壤、水及青贮饲料均能分离到此菌。

(一)致病性

本菌由带菌动物或人粪便污染动物制品，而经口感染。通过胎盘或产道感染新生儿是本病的重要特点。宫内感染常可导致流产、死胎及新生儿败血症，死亡率较高。本菌常伴随EB病毒引起传染性单核细胞增多症，此外可引起脑膜炎。

(二)微生物学检验

1.标本采集

根据感染部位不同而采取相应标本。如全身感染采取血液，局部采取分泌物或脓液，感染动物则用组织匀浆。

2.检验方法与鉴定

(1)分离培养：将血液标本(3～5 mL)或脑脊液的离心沉淀物接种两支脑心浸液(标本量的10倍)培养基中。其中一支置10% CO_2环境中，37 ℃培养24～48小时，各做一次血平板分离；另一支置4 ℃培养，每24小时做一次血平板分离，连续4天，以后每周一次，共4周。咽喉拭子、组织及粪便接种于肉汤培养基中，置4 ℃培养，进行冷增菌。转种和培养方法同上。从血平板上挑取β溶血环的菌落，做涂片染色镜检并进一步鉴定。

(2)鉴定。本菌可根据下列特点加以确定：在血琼脂上有狭窄的β溶血环，25 ℃动力最强，在半固体培养基上呈伞状生长，可在4 ℃冷增菌生长，木糖、甘露醇和 H_2S 阴性。CAMP(与金黄色葡萄球菌协同溶血)阳性。触酶阳性。

四、丹毒丝菌属

丹毒丝菌属以引起局部感染为主。

五、阴道加特纳菌

阴道加特纳菌是引起非淋菌性阴道炎的主要病原菌之一。

第三节　非发酵革兰阴性杆菌检验

一、假单胞菌属

(一)概述

假单胞菌属属于假单胞菌目的假单胞菌科，本菌属分布很广，水、土壤和植物中均有存在，多数为腐生菌，少数为动物寄生菌，对人类都为条件致病菌。

1.生物学特性

假单胞菌属是一类无芽孢、散在排列的革兰阴性杆菌，菌体直或微弯、有单鞭毛或丛鞭毛，运动活泼。

本属细菌专性需氧，生长温度范围广，最适生长温度35 ℃，少数细菌可在4 ℃或42 ℃生长，如铜绿假单胞菌和许多非荧光假单胞菌在42 ℃生长，而恶臭假单胞菌和几乎所有的荧光假单胞菌在42 ℃不生长。

2.致病物质与所致疾病

本菌属有多种毒力因子，包括菌毛、内毒素、外毒素和侵袭性酶。

本菌属一般不是人类的正常菌群，来源于环境，通常是水、潮湿的土壤，污染的医疗器械、输液或注射等，可引起医院感染。人类非发酵菌感染中，假单胞菌占70%～80%，主要为铜绿假单胞菌。临床常见假单胞菌的致病物质及所致疾病谱见表8-2。

表 8-2 临床常见假单胞菌的致病物质及所致疾病

菌种	毒力因子	所致病菌
铜绿假单胞菌	外毒素 A、内毒素、蛋白水解酶、藻朊酸盐、菌毛、对很多抗生素固有耐药	条件致病可引起社区或医院获得性感染、肺囊性纤维化患者的呼吸系统感染
荧光假单胞菌 恶臭假单胞菌 斯氏假单胞菌	未知，发生感染的患者常处在疾病状态且暴露于污染的医疗器械或溶液	较少引起感染，可引起菌血症、尿路感染、伤口感染和呼吸道感染
曼多辛假单胞菌 产碱假单胞菌 假产碱假单胞菌	未知	尚未发现引起人类疾病

3.微生物学检验

(1)标本采集：假单胞菌属感染的常见标本有血液、脑脊液、胸腔积液、腹水、脓液、分泌液、痰液、尿液等。因该属细菌生长条件要求不高，其标本的采集与运送无特别的要求。

(2)直接显微镜检查：标本直接涂片做革兰染色检查。本菌属为革兰阴性杆菌，中等大小，菌体直或微弯，散在排列，无芽孢。

(3)分离培养：血液、脑脊液等无杂菌污染的标本，可经增菌后或直接接种于血平板及麦康凯平板，粪便等杂菌多的标本接种于强选择性培养基进行分离培养。

(4)鉴定假单胞菌属的主要特征是：革兰阴性杆菌，动力阳性；专性需氧，营养要求不高，普通培养基、麦康凯培养基上生长良好，某些菌株具有明显的菌落形态或色素。氧化酶阳性，葡萄糖氧化发酵试验(O/F 试验)通常为氧化型；可将硝酸盐转化为亚硝酸盐或氮气。但浅黄假单胞菌和稻皮假单胞菌氧化酶阴性，常不能在麦康凯培养基上生长。

在临床实际工作中，假单胞菌属细菌的鉴定常采用商品化的试剂盒或全自动或半自动的细菌鉴定系统，临床常见的假单胞菌一般都能获得满意的鉴定结果。本属细菌的诊断一般不需要采用血清学诊断技术。

4.药物敏感性试验

由于假单胞菌属的一些细菌对很多抗生素天然耐药，本属细菌抗感染药物的选择一般由临床微生物技术人员、感染科医师和药剂师等共同协商做出决定。临床治疗假单胞菌感染的抗菌药物主要有 3 类：β-内酰胺类、氨基糖苷类和喹诺酮类。按美国临床实验室标准化研究所(clinical and laboratory standards institute,CLSI)推荐,非发酵革兰阴性细菌除铜绿假单胞菌、不动杆菌属细菌、洋葱伯克霍尔德菌和嗜麦芽窄食单胞菌外,药敏试验不选用 Kirby-Bauer 法,应选用肉汤或琼脂稀释法或 E-test 法。

(二)铜绿假单胞菌

铜绿假单胞菌是假单胞菌属的代表菌种,广泛分布于自然界、家庭和医院中,其在外界存活的重要条件是潮湿环境,在人类的皮肤和黏膜表面罕见。在临床,该菌是肠杆菌科以外的革兰阴性杆菌中最常见的细菌。

1.生物学特性

铜绿假单胞菌为革兰阴性杆菌,菌体呈细杆状,长短不一,散在排列;无芽孢,一端有单鞭毛,运动活泼,临床分离株常有菌毛。

本菌为专性需氧菌,部分菌株能在兼性厌氧环境中生长,营养要求不高,在普通培养基上生长良好,培养温度常选择 35 ℃,4 ℃不生长而 42 ℃生长是该菌的鉴别点之一。

在血平板、麦康凯平板上形成的菌落表现为:扁平湿润,锯齿状边缘,常呈融合性生长,表面常可见金属光泽;产蓝绿色、红色或褐色色素,可溶于水,有类似葡萄或煎玉米卷气味;在血平板上常呈 β-溶血,来自肺囊性纤维化患者的菌株常表现为黏液型菌落。从临床标本分离的铜绿假单胞菌有 80%～90%产生色素。

铜绿假单胞菌有菌体(O)抗原、鞭毛(H)抗原、黏液(S)抗原和菌毛抗原。O 抗原有两种成分:一种是外膜蛋白,为保护性抗原,免疫性强,具有属特异性;另一种为脂多糖(LPS),具有型特异性,可用于细菌分型。

铜绿假单胞菌对外界因素的抵抗力比其他无芽孢菌强,在潮湿的环境中能长期生存。对干燥、紫外线有抵抗力。但对热抵抗力不强,56 ℃、30 分钟可被杀死。对某些消毒剂敏感,1%石碳酸处理 5 分钟即被杀死。临床分离菌株对多种抗生素不敏感。

2.致病物质与所致疾病

铜绿假单胞菌的致病作用与多种毒力因子有关,主要有:外毒素 A,通过抑制蛋白质合成杀死宿主细胞;数种蛋白溶解酶,能溶解弹性蛋白、明胶及纤维蛋白等,与铜绿假单胞菌引起的角膜溃疡、小肠和结肠的炎性病变有关;溶血素,可破坏红细胞,导致出血病变,还能破坏覆盖于肺泡表面的卵磷脂,进而减低肺泡表面张力,导致肺不张,使肺炎病变加重;铜绿假单胞菌的菌毛可使细菌黏附到宿主细胞上。某些菌株产生藻朊酸盐和脂多糖聚合体,可抑制吞噬细胞的吞噬作用而导致肺囊性纤维化患者的潜在感染。

完整的皮肤黏膜是天然的屏障，故铜绿假单胞菌很少成为健康人的原发病原菌，但改变或损伤宿主正常的防御机制，如烧伤导致皮肤黏膜破坏、留置导尿管、气管切开插管，或免疫机制缺损如粒细胞缺乏、低蛋白血症、各种肿瘤患者，应用激素和广谱抗生素的患者，常可导致皮肤、尿路、呼吸道等感染。烧伤焦痂、婴儿或儿童的皮肤、脐带和肠道、老年人的尿道则是较常见的原发病灶或入侵门户。如果人体抵抗力降低或细菌毒力强，数量多，就可在血中生长繁殖，发生败血症。如因污染的镜片导致眼外伤，也可引起眼部感染。

铜绿假单胞菌对外界因素的较强抵抗力及对多种抗生素固有耐药，有助于该菌在医院环境中存活而引起医院感染。铜绿假单胞菌是呼吸道、尿道、伤口、血液甚至中枢神经系统医院感染的常见病原菌，肺囊性纤维化患者的呼吸道感染、皮肤坏死出血性丘疹与糖尿病患者恶性外耳炎多由感染铜绿假单胞菌所致。

3.微生物学检验

(1)标本采集：按疾病和检查目的分别采取不同的临床标本，如痰、伤口分泌物、尿液、脓及穿刺液、血液、脑脊液、胸腔积液、腹水、关节液等。

(2)直接显微镜检查：脑脊液、胸腔积液、腹水离心后取沉淀物涂片，脓汁、分泌物直接涂片革兰染色镜检。为革兰阴性杆菌，菌体长短不一，有些菌体周围可见有荚膜。

(3)分离培养：血液和无菌体液标本可先增菌后再转种血平板和麦康凯平板，痰、脓液、分泌物、中段尿等可直接接种上述培养基。

(4)鉴定：根据培养物的菌落特征、产生水溶性蓝绿色、红色或褐色色素、特殊的气味、氧化酶试验阳性、氧化发酵试验为氧化分解葡萄糖等即可做出初步鉴定。但对色素产生不典型的铜绿假单胞菌还需要做其他生化反应(如明胶液化、精氨酸双水解试验、42 ℃生长试验等，乙酰胺酶检测试验也有一定的价值)与其他假单胞菌鉴别。铜绿假单胞菌主要生化反应结果如下：氧化酶阳性，在氧化发酵培养基上，能氧化利用葡萄糖、木糖产酸，不能发酵乳糖。精氨酸双水解酶阳性，乙酰胺酶多阳性，利用枸橼酸盐，还原硝酸盐并产生氮气。

4.药物敏感性试验

铜绿假单胞菌呈现明显的固有耐药性，对多数抗生素不敏感，对原为敏感的抗生素也可以产生耐药，因此，初代敏感的菌株在治疗 3～4 天后，测试重复分离株的抗生素敏感性是必要的。目前，对假单胞菌感染多采用联合治疗，如选用一种 β-内酰胺类抗生素与一种氨基糖苷类或一种喹诺酮类抗菌药物联合治疗。严重的铜绿假单胞菌感染，如败血症、骨髓炎及囊性纤维化患者应延长疗程。

标本经涂片革兰染色和分离培养后，如为革兰阴性小杆菌，菌落产生典型色素，具有特殊的气味、氧化酶阳性，即可初步报告“检出铜绿假单胞菌”。色素产生不典型者，经生化鉴定，如符合鉴定依据中的各条标准，才可提出报告。

对于临床标本中分离出铜绿假单胞菌的意义，必须结合患者的临床表现与标本来源进行分析。一般来说，以纯培养方式从正常无菌标本中分离出铜绿假单胞菌，要进行细菌鉴定和抗生素敏感试验，而从非无菌标本如无临床体征或无肺炎症状的患者气管内标本分离到铜绿假单胞菌，即使是优势生长，也没有必要进一步鉴定，因为使用多种抗生素治疗的患者常出现铜绿假单胞菌定植。

（三）荧光假单胞菌

1.生物学特性

荧光假单胞菌为革兰阴性杆菌，散在排列，一端丛毛菌，运动活泼，偶见无鞭毛无动力的菌株。专性需氧，营养要求不高，在普通培养基上可生长，在麦康凯平板上亦可生长，培养温度常选择 35 ℃，大多数菌株在 4 ℃生长，42 ℃不生长。约 94%的菌株产生水溶性荧光素，在紫外线（360 nm）照射下呈黄绿色荧光，有些菌株产生蓝色色素，不扩散。

2.致病物质与所致疾病

荧光假单胞菌存在于土壤和水等环境中，常与食物（如鸡蛋、血、牛乳等）腐败有关，是人类少见的条件致病菌，可引起医院感染。由于具有嗜冷性，可在冰箱储存血液中繁殖，若输入含有此菌的血库血液，可导致患者不可逆性的休克而死亡。所以，血库血液的采集和保存，应防止荧光假单胞菌的污染。

3.微生物学检验

尿、分泌物等临床标本可直接接种在血平板上，血液标本可先增菌后再接种于血平板分离。本菌鞭毛 3 根以上，42 ℃不能生长，可与铜绿假单胞菌相区别。本菌的最低鉴定特征有：单端鞭毛 3 根以上，动力阳性；氧化分解葡萄糖，不分解麦芽糖，氧化酶阳性，精氨酸水解阳性，明胶液化阳性；可产生荧光素，4 ℃生长，42 ℃不生长。本菌对卡那霉素敏感。

（四）恶臭假单胞菌

1.生物学特性

恶臭假单胞菌为革兰阴性杆菌，有些菌株为卵圆形，单端丛毛菌，运动活泼。专性需氧，培养温度常选择 35 ℃，42 ℃不生长，4 ℃生长不定，菌落与铜绿假单胞菌相似，但只产生荧光素（青脓素），不产生绿脓素，借此可与铜绿假单胞菌相区别，其陈旧培养物有腥臭味。

2.致病物质与所致疾病

恶臭假单胞菌为鱼的一种致病菌，常从腐败的鱼中检出，是人类少见的条件致病菌，常引起医院感染。偶从人类尿道感染、皮肤感染和骨髓炎标本中分离出，分泌物有腥臭味。

3.微生物学检验

鉴定中注意与其他假单胞菌相区别，只产生荧光素不产生绿脓素，42 ℃不生长可与铜绿假单胞菌区别；不液化明胶，不产生卵磷脂酶，陈旧培养物上有腥臭味，有别于荧光假单胞菌。

（五）斯氏假单胞菌

1.生物学特性

斯氏假单胞菌为革兰阴性杆菌，一端单鞭毛，运动活泼；常选择 35 ℃进行培养，4 ℃不生长，大部分菌株在 42 ℃生长；营养要求不高，普通平板可生长，新分离菌株在培养基上可形成特征性干燥、皱缩样菌落，黏附于琼脂表面难以移动，可产生黄色色素，不产生荧光素。

2.致病物质与所致疾病

斯氏假单胞菌存在于土壤和水中，在医院设备及各种临床标本中亦有发现，本菌引起的感染并不多见，偶可引起抵抗力低下患者伤口、泌尿道、肺部感染等。

3.微生物学检验

注意与曼多辛假单胞菌相鉴别，其特征性菌落、精氨酸双水解试验阴性、氧化分解甘露醇，有别于曼多辛假单胞菌。

二、不动杆菌属

不动杆菌归属于假单胞菌目的莫拉菌科，根据 DNA-DNA 杂交将不动杆菌属分成 25 个 DNA 同源组，或称基因种，至少有 19 种不动杆菌的生化反应和生长试验已被公布，但只有 16 种不动杆菌被命名。由于大部分不动杆菌不能依靠表型试验将其同其他不动杆菌区分开来，目前将不动杆菌分成两组：分解糖（氧化分解葡萄糖）的不动杆菌和不分解糖（不氧化分解葡萄糖）的不动杆菌。

（一）生物学特性

不动杆菌属为一群不发酵糖类、氧化酶阴性、硝酸盐还原阴性、不能运动的革兰阴性杆菌。菌体多为球杆状，常成双排列，看似双球菌，有时不易脱色，可单个存在，无芽孢、无鞭毛。细菌培养温度常选择 35 ℃，该属细菌接种在血平板和巧克力平板后，在二氧化碳或空气环境中孵育，生长良好，培养24小时后，血平板上表现为光滑、不透明、有些菌种呈β-溶血菌落；可在麦康凯培养基上生长（但需在空气环境中孵育），细菌生长较血平板慢，不发酵乳糖，菌落呈无色或淡紫红色。

（二）致病物质与所致疾病

不动杆菌广泛分布于自然界和医院环境中，是长期住院患者呼吸道和皮肤菌群的一部分。在临床标本中，最常见的是鲍曼不动杆菌，它是仅次于铜绿假单胞菌而居临床分离阳性率第二位的非发酵革兰阴性杆菌，为条件致病菌。其致病物质目前尚不清楚，主要引起呼吸道、泌尿生殖道和血液的医院感染。该属微生物常感染较衰弱的患者，如应用医疗设备或接受多种抗生素治疗的烧伤或ICU患者，所致的疾病包括呼吸道感染、泌尿生殖道感染、伤口感染、软组织感染和菌血症等。

（三）微生物学检验

1.标本采集

根据临床疾病的不同采集不同的标本，常见为痰液、尿液、血液和分泌物。

2.直接显微镜检查

采集分泌物、痰液、脓液、脑脊液、尿液等标本后先做涂片，革兰染色后镜检，为革兰阴性球杆菌，有抵抗乙醇脱色的倾向，细菌较粗壮，常成双排列，在吞噬细胞内也有存在，易误认为奈瑟菌属细菌。

3.分离培养

在血平板和麦康凯平板上经35 ℃培养24小时后，可形成光滑、不透明、奶油色、凸起的菌落，菌落大小较肠杆菌科细菌小；洛菲不动杆菌菌落较小，直径为1.0～1.5 mm；溶血不动杆菌在血平板上可产生β溶血；有些菌株苛养，在血平板上呈针尖样菌落，在营养肉汤中不生长；某些氧化葡萄糖的不动杆菌可使血平板呈独特的棕色。在麦康凯平板上形成乳糖不发酵菌落，但因菌落略带紫色而常被误认为乳糖发酵菌落，需注意。

4.鉴定

商品化的鉴定系统可很好的鉴定不动杆菌。一些培养物经涂片、染色，如为革兰阴性成双排列的球杆菌，形态似奈瑟菌；KIA底层及斜面均不变色、无动力；氧化酶阴性，硝酸盐还原试验阴性，可初步确定为不动杆菌属的细菌。氧化酶阴性、硝酸盐还原试验阴性、无动力的革兰阴性杆菌极为罕见。本菌属内种的鉴定参见表 8-3。

表 8-3 不动杆菌和嗜麦芽窄食单胞菌的主要鉴定特征

菌种	麦康凯生长	动力	氧化葡萄糖	氧化麦芽糖	七叶苷水解	赖氨酸脱羟酶	硝酸盐还原
分解糖不动杆菌	+	−	+	−	−	−	−
不分解糖不动杆菌	+	−	−	V	−	−	−
嗜麦芽窄食单胞菌	+	+	+	+	V	+	V

注：V，不定的；+，>90%菌株阳性；−，>90%菌株阴性。

（四）药物敏感性试验

不动杆菌均对青霉素、氨苄西林和头孢拉定耐药，大多数菌株对氯霉素耐药，对氨基糖苷类抗生素耐药的菌株也逐渐增多，不同菌株对第二代和第三代头孢菌素的耐药性不同，所以每个分离菌株均应进行药敏试验。不动杆菌可采用纸片扩散法、肉汤和琼脂稀释法进行药敏试验，抗生素敏感试验结果对指导临床用药非常重要，药物的选择：A 组药物包括头孢他啶、亚胺培南和美洛培南；B 组药物包括美洛西林、替卡西林、哌拉西林、氨苄西彬舒巴坦、哌拉西林-他唑巴坦、替卡西林-克拉维酸、头孢吡肟、头孢噻肟、头孢曲松、庆大霉素、阿米卡星、妥布霉素、四环素、多西环素、米诺环素、环丙沙星、加替沙星和左氧氟沙星；C 组药物主要是甲氧苄啶-磺胺甲噁唑。

不动杆菌对很多抗生素显示耐药，因此，在临床上选择最佳的抗生素进行抗感染治疗较困难。不动杆菌引起的单纯尿路感染，选择单个药物进行治疗往往是有效的，但对于严重的感染如肺炎或菌血症，就需要采用β-内酰胺类联合氨基糖苷类抗生素进行治疗。

三、窄食单胞菌属

（一）生物学特性

窄食单胞菌属菌为革兰阴性杆菌，菌体直、较短或中等大小，单个或成对排列，一端丛毛菌，有动力。常选择的培养温度为 35 ℃，4 ℃不生长，近半数菌株 42 ℃生长。在空气环境中生长良好，营养要求不高，在血平板上生长良好，麦康凯平板可生长，形成乳糖不发酵菌落。在血平板上培养 24 小时后，菌落较大，表面光滑、有光泽，边缘不规则，有色素产生，使菌落呈淡紫绿色到亮紫色，菌落下部常呈绿色变色，有氨水气味。

(二)致病物质与所致疾病

本菌为条件致病菌,其致病的毒力因子尚不清楚。该菌广泛存在于自然界,包括潮湿的医院环境中,能变成长期住院患者呼吸道菌群的一部分,可因患者使用医疗器械,如静脉导管和导尿管等,导致该菌进入机体无菌部位引起感染。最常见的是医院感染,包括导管相关性感染、菌血症、伤口感染、肺炎、尿路感染和机体其他部位的各种感染等。在非发酵菌引起的感染中,仅次于铜绿假单胞菌和不动杆菌而居临床分离阳性率的第三位。

(三)微生物学检验

1.标本采集

根据临床疾病的不同采集不同的标本,血液标本先肉汤增菌,其他标本直接接种于血平板和麦康凯平板。

2.直接显微镜检查

标本涂片,革兰染色后镜检,为革兰阴性杆菌,菌体直、较短或中等大小,单个或成对排列。

3.分离培养

标本接种于血平板和麦康凯平板,35 ℃、空气环境中孵育 24 小时后在血平板和麦康凯平板上的菌落特征见上述生物学特性。

4.鉴定

嗜麦芽窄食单胞菌在一些商业化的鉴定系统中可得到很好的鉴定。嗜麦芽窄食单胞菌的主要生化反应特征有:氧化酶阴性,DNA 酶(这是将本菌与其他氧化分解葡萄糖革兰阴性杆菌相区别的关键因素)和赖氨酸脱羧酶阳性,葡萄糖氧化分解缓慢,可快速氧化分解麦芽糖,明胶水解试验阳性,部分菌株(约占 39%)硝酸盐还原试验阳性;分解硝酸盐产氮气阴性,精氨酸双水解酶阴性,鸟氨酸脱羧酶阴性,吲哚生成阴性,一般不分解尿素。

下列特征可用来推测性地鉴定嗜麦芽窄食单胞菌:在血平板或麦康凯平板上生长良好;动力阳性(一般鞭毛数>2 个);氧化酶阴性;氧化麦芽糖产酸,但氧化葡萄糖较缓慢可产弱酸性反应;赖氨酸脱羧酶阳性、DNA 酶阳性;一些菌株产生黄色色素;对碳青霉烯类抗生素天然耐药。

(四)药物敏感性试验

本菌对大多数临床常用的抗生素如氨基糖苷类和很多 β-内酰胺类(包括对铜绿假单胞菌很有效的抗生素,如碳青霉烯类)天然耐药,主要与该菌存在一种锌离子依赖金属β-内酰胺酶有关，但对甲氧苄啶-磺胺甲噁唑一般均敏感。可采用纸片扩散法、肉汤或琼脂稀释法及E-test法检测其抗生素敏感性，抗生素敏感试验可选择的药物非常有限，主要有A组的甲氧苄啶-磺胺甲噁唑，B组的米诺环素和左氧氟沙星。

四、产碱杆菌属

(一)生物学特性

本菌为革兰阴性短杆菌，常成单、双或成链状排列，具有周鞭毛，无芽孢，多数菌株无荚膜。专性需氧，培养温度常选择35%，在血平板、巧克力和麦康凯平板上生长良好，在血培养系统肉汤、普通营养肉汤(如脑-心浸液)中也生长良好。在麦康凯平板上均形成不发酵乳糖菌落，粪产碱杆菌在血平板的菌落多呈羽毛状边缘，周围有绿色变色区域环绕，菌落产生特征性的、类似苹果或草莓水果样气味；皮氏产碱杆菌在血平板上不产生色素，凸起、有光泽的菌落周围由绿褐色变色区域环绕。

(二)致病物质与所致疾病

本属中临床分离最常见的是粪产碱杆菌，主要存在于土壤和水中，包括潮湿的医院环境，在很多哺乳类动物上呼吸道中也可分离出此菌。大部分感染是条件致病，主要引起医院感染，细菌主要来自污染的医疗设备或溶液，如雾化器、呼吸机和灌洗液等。其致病物质尚不清楚，血、痰、尿、脑脊液等是常见的发现该菌部位。

(三)微生物学检验

1.标本采集

根据临床疾病不同采集不同标本，如血、尿、痰、脓汁、脑脊液等。

2.直接显微镜检查

脑脊液、尿液离心取沉淀涂片，脓液和痰液可直接涂片革兰染色镜检，本菌为革兰阴性短杆菌。

3.分离培养

血液、脑脊液标本需肉汤增菌后再转种同体培养基，脓液、分泌物、尿液可直接接种于血平板和麦康凯平板。经35 ℃空气环境培养24小时后，在血平板上可形成大小不等、灰白色、扁平、边缘稍薄的的湿润菌落，粪产碱杆菌有水果香味；在麦康凯上形成不发酵乳糖菌落；在液体培养基中呈均匀浑浊生长，表面形成菌膜,管底有黏性沉淀。

4.鉴定

产碱杆菌属细菌的主要生化特征是:氧化酶阳性,不分解任何糖类,葡萄糖氧化发酵培养基中产碱;本属细菌除能利用柠檬酸盐和部分菌株能还原硝酸盐外,多数生化反应为阴性。

商品化鉴定系统对本属细菌的鉴定能力有限或不确定。本属细菌与产碱假单胞菌极为相似,二者主要区别在于前者为周毛菌而后者为极端单鞭毛菌。木糖氧化产碱杆菌通过氧化葡萄糖和氧化木糖产酸而很容易和其他产碱杆菌区别。粪产碱杆菌在含碳水化合物培养基上呈强烈的产碱反应,大部分菌株形成细小、边缘不规则的菌落,同时产生特征性的水果味并使血平板呈绿色,本菌的一个重要生化特征是能还原亚硝酸盐产气而不能还原硝酸盐。依据能还原硝酸盐和能在6.5% NaCl中生长可将皮氏产碱杆菌与其他产碱杆菌区别;脱硝产碱杆菌较少从临床分离到,仅该菌能还原硝酸盐为亚硝酸盐并产气。临床常见产碱杆菌的主要鉴定特征见表8-4。

表8-4　有医学意义的4种产碱杆菌的主要鉴定特征

特征	脱硝产碱杆菌 $n=4$	皮氏产碱杆菌 $n=5$	粪产碱杆菌 $n=49$	木糖氧化产碱杆菌 $n=135$
动力和周鞭毛	+	+	+	+
氧化葡萄糖产酸	−	−	−	V
氧化木糖产酸	−	−	−	+
触酶	+	+	+	+
生长:				
麦康凯琼脂	+	+	+	+
SS琼脂	+	+	+	+
西蒙枸橼酸盐	+	+	+	+
尿素	−	−	−	−
硝酸盐还原	+	+	−	+
硝酸盐产气	+	−	−	V
亚硝酸盐还原	ND	−	+	ND
明胶水解*	−	−	V	−
色素:				
不溶性	−	−	−	−
可溶性	V,黄色	−	V,黄色	−,棕色

续表

特征	脱硝产碱杆菌 $n=4$	皮氏产碱杆菌 $n=5$	粪产碱杆菌 $n=49$	木糖氧化产碱杆菌 $n=135$
生长：				
25 ℃	+	+	+	+
35 ℃	+	+	+	+
42 ℃				
精氨酸双水解	−	−	−	V
0% NaCl 营养肉汤	+	+	+	+
6% NaCl 营养肉汤	V	+++	+	V

注：n，为菌株数；表中结果为孵育 2 天后的结果；+，>90%菌株阳性；−，>90%菌株阴性；V，11%～89%的菌株阳性；*，明胶水解试验指的是孵育 14 天后的结果；ND，不确定或无数据获得；* *，孵育 48 小时轻微生长，7 天明显生长。

(四)药物敏感性试验

目前尚无有效的药物敏感性试验用于本属细菌抗生素敏感性检验，临床治疗这类细菌感染也无限定性的指导。

五、其他非发酵革兰阴性杆菌

(一)金色杆菌属

1.生物学特性

本属细菌是一群中等大小、稍长的革兰阴性直杆菌，无鞭毛，动力阴性。营养要求不高，在血平板和巧克力平板上生长良好，可在麦康凯培养基上生长，在血培养系统肉汤、普通营养肉汤(如脑-心浸液)中也生长良好。在二氧化碳或空气环境中，经 35 ℃培养 24 小时，在麦康凯培养基上形成乳糖不发酵菌落，在血平板上形成圆形、光滑、有光泽、边缘整齐的菌落(孵育 24 小时后菌落直径 1～2 mm)，产亮黄色或橙色色素。

2.致病物质与所致疾病

金色杆菌属在自然状态下存在于土壤、植物、食物和水中，在医院内主要存在于各种水环境中，不是人体的正常菌群。作为环境微生物，尚未发现特别的毒力因子与其致病有关，但它们可在含氯的自来水中生存，这种能力使其很容易在医院水环境中存活。脑膜败血金色杆菌是其中最常见的与人类感染有关的种，可产生蛋白酶和明胶酶，引起宿主细胞与组织的损伤，对早产儿具有高度致病性，可致新生儿脑炎，在婴儿室引起流行，且死亡率较高。也可引起免疫力低下成人肺炎、脑膜炎、败血症和尿路感染。产吲哚金色杆菌在临床标本中经常能分离到，多无临床意义，仅偶可引起有严重基础疾病住院患者的菌血症和与住院期间使用留置设施有关的医院感染。

3.微生物学检验

(1)标本采集：根据临床疾病不同采集不同标本，如血、尿、痰、脓液、脑脊液等。

(2)直接显微镜检查：脑脊液、尿液离心取沉淀涂片，脓液和痰液可直接涂片革兰染色镜检，本菌为革兰阴性中等稍大的直杆菌，常呈现中间较细，两端较粗的"I 形"。

(3)分离培养：血液、脑脊液标本需肉汤增菌后再转种固体培养基，脓液、分泌物、尿液可直接接种血平板和麦康凯平板。经 35 ℃空气环境培养 24 小时后，观察菌落特征。本属细菌均产黄色色素、氧化酶阳性、氧化分解葡萄糖。

(4)鉴定：目前商品化鉴定系统对本属细菌的鉴定能力有限且不确定。本属细菌的主要鉴定特征是：氧化酶阳性、吲哚阳性、无动力、产黄色色素的非发酵革兰阴性杆菌，但通常吲哚反应较弱难以显示，应用更敏感的 Ehrlich 方法进行检测。本属细菌触酶阳性、鸟氨酸脱羧酶阴性，SS 琼脂不生长，在三糖铁培养基上 H_2S 生成阴性。产吲哚金色杆菌和黏金色杆菌的表型鉴定比较困难，但黏金色杆菌氧化木糖产酸、42 ℃可生长有助于鉴别。应该强调，试验的结果(如 DNA 酶、吲哚、尿素和淀粉水解)取决于培养基、试剂和培养时间。临床常见金色杆菌属细菌的主要特征见表 8-5。

表 8-5　临床常见金色杆菌主要鉴定特征

特征	脑膜败血金色杆菌(n=149)	粘金色杆菌(模式菌株)	产吲哚金色杆菌(模式菌株)
动力，鞭毛	−	−	−
产酸			
葡萄糖	+	(+)	(+)
木糖	−	(+)	−
甘露醇	+	−	−
乳糖	V	−	−
蔗糖	−	−	−
麦芽糖	+	+	+
淀粉	−	−	(+)

续表

特征	脑膜败血金色杆菌 ($n=149$)	粘金色杆菌 (模式菌株)	产吲哚金色杆菌 (模式菌株)
海藻糖	+	(+)	(+)
ONPG	+	ND	−
触酶	+	+	+
氧化酶	+	+	+
麦康凯上生长	+	+	(+)
枸橼酸盐	−	+	+
尿素	−	(+)	−
硝酸盐还原	−	+	−
亚硝酸盐还原	V	+	−
三糖铁斜面产酸	−	−	−
三糖铁深层产酸	−	−	−
H_2S(醋酸铅纸)	+	+	+
明胶水解*	+	+	+
黄色不溶性色素	−	+	+
生长在:			
25 ℃	+	+	+
35 ℃	+	+	+
42 ℃	V	+	−
七叶苷水解	+	+	+
赖氨酸脱羟酶	−	ND	ND
精赖氨酸双水解酶	V	ND	ND
0% NaCl 营养肉汤	+	+	+
6% NaCl 营养肉汤	−	−	−

注:n 为菌株数量;表中结果为孵育 2 天后的结果,括号中的结果为 3～7 天后的相应结果;+,>90%菌株阳性;−,>90%菌株阴性;V,11%～89%的菌株阳性;*,明胶水解试验指的是孵育 14 天后的结果;ND,不确定或无数据。

4.药物敏感性试验

目前实验室中尚无有效的金色杆菌属细菌的抗生素敏感试验,因此,如果依据体外纸片扩散法的药敏结果指导临床用药,会造成严重的误导。本属细菌一般对青霉素类(包括碳青霉烯类)、头孢菌素和氨基糖苷类(这类抗生素常用于其他革兰阴性菌感染的抗感染治疗)抗生素耐药,但对用于治疗革兰阳性菌感染的药物(如克林霉素、利福平和万古霉素)有一定的敏感性。环丙沙星和甲氧苄啶-磺胺甲噁唑对这类细菌也有一定的效果。

(二)莫拉菌属

《伯杰系统细菌学手册》原核生物分类概要将莫拉菌属归于假单胞菌目的莫拉菌科,该属含有18种细菌,医学上重要的莫拉菌有腔隙莫拉菌、卡他莫拉菌、非液化莫拉菌、奥斯陆莫拉菌、苯丙酮酸莫拉菌、亚特兰大莫拉菌、狗莫拉菌和林肯莫拉菌等;牛莫拉菌和山羊莫拉菌只从健康的动物身上分离过,未有人类致病的报道。

1.生物学特性

本菌为革兰阴性球杆菌或短粗的杆菌,革兰染色不易脱色,常成双或短链状排列,类似奈瑟菌。在血平板和巧克力平板上生长良好,绝大多数菌株在麦康凯琼脂上生长缓慢形成类似肠杆菌科细菌样的乳糖不发酵菌落。在二氧化碳或空气环境中经35 ℃孵育至少48小时。

临床最常见分离的菌种非液化莫拉菌在血平板上可形成光滑、透明或半透明的菌落,菌落直径为0.1～0.5 mm(培养24小时后)或1 mm(培养48小时后)。偶尔这些菌落可扩散并向琼脂中凹陷;腔隙莫拉菌在巧克力平板上形成周围有黑色晕轮的小菌落,菌落常向琼脂中凹陷;亚特兰大莫拉菌菌落也较小(菌落直径通常为0.5 mm左右)常呈扩散状并向琼脂中凹陷;林肯莫托菌和奥斯陆莫拉菌的菌落类似,但很少向琼脂中凹陷;绝大多数狗莫拉菌菌落类似肠杆菌科细菌(菌落大而光滑),在含有淀粉的MH琼脂上生长时会产生褐色色素,但有些菌株也可产生类似肺炎克雷伯菌的黏液性菌落。

2.致病物质与所致疾病

莫拉菌是定植于人类鼻、喉和上呼吸道其他部位黏膜表面的正常菌群,较少位于泌尿生殖道(奥斯陆莫拉菌可为泌尿生殖道的正常菌群),也可定植于皮肤,是一类低毒力的条件致病菌,很少引起感染,致病因子暂不清楚。腔隙莫拉菌可引起眼部感染,如结膜炎、角膜炎等;莫拉菌引起的其他感染包括菌血症、心内膜炎、化脓性关节炎和呼吸道感染;狗莫拉菌是一个新种,主要定植于狗和猫的上呼吸道,在人类血液和狗咬伤口处曾分离过本菌。

3.微生物学检验

(1)标本采集:根据临床疾病的不同采集不同的标本,标本在采集、运送和处理过程中无特别要求。

(2)直接显微镜检查:标本涂片革兰染色后镜检,为革兰阴性的球杆菌或短粗杆菌,多呈双或短链状排列。

(3)分离培养:细菌在血平板经 35 ℃培养 24～48 小时后出现针尖大小(通常菌落直径<0.5 mm)到直径为 2 mm 之间的圆形、凸起、光滑湿润、无色不溶血的菌落。

(4)鉴定:本属细菌生化反应特征为氧化酶、触酶阳性,不能分解任何糖类,不产生吲哚和 H_2S。

商品化鉴定系统对本属细菌的鉴定能力有限或不确定。临床鉴定本属细菌主要依据其生化反应的不同而进行,根据本菌氧化酶、触酶阳性(可排除不动杆菌)、不分解任何糖类(可同大多数奈瑟菌相区别),首先确定其属,然后依靠生化反应进一步鉴定其种,确定本菌属各种之间的生化反应见表 8-6。

表 8-6 莫拉菌主要鉴别特征

特征	腔隙莫拉菌	非液化莫拉菌	狗莫拉菌	林肯莫拉菌	奥斯陆莫拉菌	苯丙酮酸莫拉菌	亚特兰大莫拉菌
氧化酶	+	+	+	+	+	+	+
触酶	+	+	+	+	+	+	+
麦康凯生长	−		+	−		+	+
动力	−	−	−	−	−	−	−
OF 葡萄糖	−	−	−	−	−	−	−
尿素酶	−	−	−	−	−	+	−
苯丙氨酸脱氨酶	−	−	−	ND	−	+	−
七叶苷水解	+	ND	−	−	−	−	−
硝酸盐还原	+	+	+	−	V	+	ND
亚硝酸盐还原	−	−	V	V	−	−	V
DNA 酶	−	−	+	−	−	−	−
溶血(羊血)	−	−	−	−	−	−	−
明胶水解	+	−	−	−	−	−	−

注:+,90%以上的菌株阳性;−,90%以上菌株阴性;V,11%～89%的菌株阳性;ND,没有资料。

4.药物敏感性试验

由于在临床上很少遇到由本属细菌引起的感染,同时也缺乏有效的体外药物敏感性试验方法,因此,对于本属细菌感染的治疗临床也缺乏限定性的治疗指导。总的来说,尽管在莫拉菌中已出现产 β-内酰胺酶的菌株,但某些 β-内酰胺类抗生素对本属大部分细菌仍然是有效的。

由于本属细菌是低毒力、很少引起临床感染的微生物,因此,对于从临床标本中检出本属细菌首先要考虑标本污染问题，尤其是对来自与黏膜表面有接触的临床标本更需注意。但对来自鼻窦吸出物和经鼓膜穿刺术获得的中耳标本中的莫拉菌、来自机体无菌部位的莫拉菌及标本中几乎是纯培养的莫拉菌均应进行鉴定和报告。

第四节　病原性球菌检验

一、葡萄球菌属

（一）标本采集

根据葡萄球菌感染所致的疾病不同，可采集脓汁、渗出液、伤口分泌物、血液、尿液、粪便、痰液及脊髓液等。

（二）检验方法及鉴定

1.直接镜检

无菌取脓汁、痰、渗出物和脑脊液（离心后取沉渣）涂片，经革兰染色后镜检，如为革兰阳性球菌呈葡萄状排列可初步报告为“找到革兰阳性葡萄状排列球菌，疑为葡萄球菌”。

2.分离培养

血液标本（静脉血约 5 mL）注入 50 mL 葡萄糖肉汤或含硫酸镁肉汤增菌培养，迅速摇匀，以防凝固，置 35 ℃，一般于 24 小时后开始观察有无细菌生长，若均匀混浊，溶血及胶冻状生长，则接种于血琼脂，进一步鉴定，若无细菌生长，于 48～72 小时后自行观察（一般以 7 天为限），并接种血琼脂，以确定有无细菌生长。血液标本也可注入商品血培养瓶培养。

脓汁、尿道分泌物、脑脊液离心沉淀物，通常可直接接种血琼脂。35～37 ℃ 18～24 小时，可见直径为 2～3 mm，产生不同色素的菌落。金黄色葡萄球菌在菌落周围有透明的溶血环。

尿液标本，必要时做细菌菌落计数。

粪便、呕吐物应接种高盐卵黄或高盐甘露醇琼脂平板，经 35 ℃ 18～24 小时培养，可形成细小菌落，48 小时后形成典型菌落。

3.鉴定试验

(1)触酶试验:细菌产生的过氧化氢酶催化双氧水生成水和氧气,产生气泡。方法:取营养琼脂上的菌落置于洁净试管内或洁净玻片上,滴加 3% H_2O_2 溶液数滴,观察结果,如立即(1 分钟内)有大量气泡产生为阳性,不产生或气泡量少为阴性。葡萄球菌属为触酶阳性。

(2)血浆凝固酶试验:血浆凝固酶是金黄色葡萄球菌所产生的一种与其致病力有关的侵袭性酶,分游离型和结合型两种。其作用是使血浆中的纤维蛋白在菌体表面沉积和凝固以阻碍吞噬细胞的吞噬。可分别用试管法和玻片法检测。玻片法用于粗筛,若玻片法为可疑或阴性结果,还需用试管法确证。使用的血浆为 EDTA 抗凝兔血浆。

(3)甘露醇发酵试验。

(4)新生霉素敏感试验。凝固酶阴性的葡萄球菌的鉴别,采用新生霉素敏感试验。一般新生霉素耐药者多为腐生葡萄球菌,敏感者为表皮葡萄球菌。

(5)同时进行体外药物敏感试验,其中对苯唑西林的敏感性测试是必需的,由此可将葡萄球菌分为苯唑西林敏感的葡萄球菌(MSS)和苯唑西林耐药的葡萄球菌(MRS)。NCCLS/CLSI 推荐用头孢西丁纸片法检测 *mecA* 基因介导对苯唑西林耐药的葡萄球菌。同时还有必要测试 β-内酰胺酶以及对万古霉素的敏感性。

金黄色葡萄球菌:触酶试验阳性、血浆凝固酶试验阳性、甘露醇发酵试验阳性、对新生霉素敏感。

表皮葡萄球菌:触酶试验阳性、血浆凝固酶试验阴性、对新生霉素敏感。

腐生葡萄球菌:触酶试验阳性、血浆凝固酶试验阴性、对新生霉素耐药。

报告:检出“×××葡萄球菌”。

4.耐药性检测

耐甲氧西林的金黄色葡萄球菌(MRSA),耐甲氧西林的表葡菌(MRSE),耐万古的金黄色葡萄球菌(VRSA),耐万古的表皮葡萄球菌(VRSE)。

5.临床意义

葡萄球菌感染的特点是感染部位组织的化脓、坏死和脓肿形成。金黄色葡萄球菌、表皮葡萄球菌和腐生葡萄球菌是引起临床感染最常见的葡萄球菌。

(1)金黄色葡萄球菌常引起疖、痈、外科伤口、创伤的局部化脓性感染,播散人血后可引起深部组织的化脓性感染。此外,其产生的肠毒素可引起食物中毒,表现为急性胃肠炎。主要致病物质有血浆凝固酶、葡萄球菌溶血素、杀白细胞素、肠毒素、表皮溶解毒素和毒性休克综合征毒素等。

(2)表皮葡萄球菌是存在于皮肤的正常栖居菌,由于各种导管植入和人造组织的使用,该菌已成为医院感染的重要病原菌,它是导致血培养污染的常见细菌之一。

(3)腐生葡萄球菌是导致尿路感染的常见病原菌之一。

二、链球菌属

链球菌属为触酶阴性,兼性厌氧,呈圆形或卵圆形的革兰阳性球菌,在液体培养基中生长时易形成长链而表现为沉淀生长(但肺炎链球菌为混浊生长)。

(一)标本采集

根据链球菌感染所致疾病不同,可采集脓汁、咽拭、痰、血、尿等标本。

(二)检验方法及鉴定

1.直接镜检

革兰染色,如符合链球菌的形态特征可初报。

2.分离培养

血液标本,以无菌操作取两份血液各 8～10 mL,分别注入肉汤培养基,分别置需氧和厌氧环境中增菌有细菌生长,然后分别接种于两个血平板,置需氧和厌氧环境中培养。脓汁和咽拭标本接种血平板并涂片染色镜检,若形态酷似链球菌,并革兰阳性,可初报。上述的培养物经 35 ℃ 18～24 小时培养后,观察菌落特征和溶血情况。链球菌的菌落通常较小,透明或半透明,似针尖大小、凸起,菌落周围可出现 α-溶血或β-溶血,也可不出现溶血。然后取可疑菌落经涂片、染色镜检证实。甲型溶血性链球菌和肺炎链球菌可产生 α-溶血,它们的菌落形态非常相似,应予以区别。猪链球菌在羊血平板上为 α-溶血,在兔血平板上呈β-溶血。

3.鉴定

(1)胆汁七叶苷试验:因 D 群链球菌(非 D 群阳球菌)能在 40%胆汁培养基中生长,并可分解七叶苷,使培养基变黑。

(2)Optochin 敏感性试验:几乎所有的肺炎链球菌菌株都对 Optochin 敏感,而其他链球菌通常不被其所抑制。

(3)马尿酸盐水解试验:B 群链球菌具有马尿酸氧化酶,使马尿酸水解。

(4)CAMP 试验:羊血平板上 B 群链球菌与金黄色葡萄球菌协同形成箭头状溶血。

(5)杆菌肽敏感试验:化脓性链球菌为阳性。

经涂片染色，分离培养和鉴定试验后即可报告“检出×××链球菌”。

三、肺炎链球菌

肺炎链球菌属链球菌科，链球菌属。

(一)标本采集

取患者的脑脊液、血液或刺破出血斑取出的其渗出液。带菌者检查可用鼻咽拭子。

(二)检验方法及鉴定

1.直接涂片检查

除血液标本，其他标本均可做直接涂片检查。经革兰染色，镜检见革兰阳性矛尖状双球菌。

2.分离培养

血液、脑脊液需增菌培养，经葡萄糖硫酸镁肉汤增菌后，肺炎链球菌可呈均匀混浊，而且有绿色荧光。无须增菌培养的脓汁或脑脊液沉渣接种于血琼脂，置5%～10% CO_2 环境中，经 35 ℃ 18～24 小时培养后观察菌落，并取可疑菌落做进一步鉴定。

3.鉴定试验

(1)胆汁溶解试验：阳性。

(2)菊糖发酵试验：阳性。

(3)动物试验：小白鼠对肺炎链球菌极为敏感。

(4)荚膜肿胀试验：阳性。

(5)Optochin 敏感试验：阳性。

四、肠球菌属

肠球菌属是肠道的正常栖居菌。对营养要求较高。在血平板上主要表现为γ-溶血和α-溶血，需氧或兼性厌氧。触酶阴性，多数肠球菌能水解吡咯烷酮-β-萘基酰胺(PYR)。与同科链球菌的显著区别在于肠球菌能在高盐(6.5% NaCl)、高碱(pH 9.6)、40%胆汁培养基上和 10～45 ℃环境下生长，并对许多抗菌药物表现为固有耐药。如复方增效磺胺、头孢菌素、克林霉素和低浓度的氨基糖苷类。目前，肠球菌是革兰阳性菌中仅次于葡萄球菌属的重要医院感染病原菌，其所致感染中最常见的为尿路感染，其次为腹部和盆腔等部位的创伤和外科术后感染。临床上分离率最高的是粪肠球菌，其次是屎肠球菌。粪肠球菌的某些菌株在马血、兔血平板上出现β溶血环。

(一)微生物学检查

合理采取相应标本,如尿液、脓汁、胆汁、分泌物或血液等,以直接涂片进行初步检查。分离培养后,挑取可疑菌落,进行涂片、染色、镜检、触酶试验、胆汁七叶苷试验和6.5% NaCl耐受试验,可鉴定到属。如鉴定到种还需进行必要的生化试验。对具有临床意义的肠球菌应进行体外药敏试验,一般要测试对β-内酰胺类尤其是青霉素类(如青霉素、氨苄西林等)、万古霉素和氨基糖甙类(如庆大霉素)的敏感性,耐万古霉素肠球菌(VRE)国外检出率较国内高。根据对庆大霉素的敏感性水平,可将庆大霉素耐药的肠球菌分为庆大霉素高水平耐药株和庆大霉素低水平耐药株。同时也应对β-内酰胺酶进行测试。

(二)临床意义

常可引起尿路感染,其中大部分为医院感染,还可以引起老年人及有严重基础病患者败血症。另外,也可以引起腹腔感染、胆管炎及心内膜炎,脑膜炎少见。

(三)结果评价

由于肠球菌属的种间药物敏感性差异较大,所以临床标本中分离出的肠球菌一般应鉴定到种。药敏结果中必须注明β-内酰胺类(如青霉素G、氨苄西林等)的敏感性。庆大霉素的耐药水平(是否为高水平耐药)万古霉素的敏感性及β-内酰胺酶测试结果。

五、奈瑟菌属

奈瑟菌属为一大群革兰阴性双球菌,无鞭毛,无芽孢,有菌毛。专性需氧,氧化酶阳性。本属主要有9个种。其中对人致病的是脑膜炎奈瑟菌和淋病奈瑟菌。

(一)脑膜炎奈瑟菌

脑膜炎奈瑟菌简称脑膜炎球菌,是引起流行性脑脊髓膜炎(简称流脑)的病原体。

1.微生物学检查

(1)标本采集:血液;瘀斑渗出液;脑脊液;鼻咽分泌物。因本菌能产生自溶酶,易自溶,故采集的标本不宜置冰箱,应立即送检。

(2)检验方法。①直接涂片检查:取脑脊液离心后沉淀物涂片或刺破瘀斑血印片,干燥固定后革兰染色,若发现中性粒细胞内(或胞外)革兰阴性双球菌,呈肾形成对排列，可初报。②分离培养：将标本葡萄糖肉汤增菌培养液直接接种于血琼脂平板、巧克力琼脂或 EPV 琼脂，置5%～10% CO_2 环境中，35～37 ℃培养18～24 小时后可见圆形、灰褐色、湿润、光滑、边缘整齐、直径为 1～2 mm 的小菌落，经涂片证实为革兰阴性双球菌，并进一步根据相应的生化反应等试验予以鉴定。

(3)鉴定：该菌的鉴定主要通过氧化酶、糖类发酵和血清学等试验。①细菌染色形态；②氧化酶试验阳性；③触酶试验阳性；④分解葡萄糖、麦芽糖产酸不产气；⑤荚膜多糖抗原直接凝集试验。直接镜检形态为革兰染色阴性双球菌时可初报，经分离培养后见菌落特征典型、生化反应能力弱，只分解葡萄糖、麦芽糖、产生少量酸，氧化酶试验阳性。血清凝集试验阳性，即可报告“检出脑膜炎奈瑟菌”。

2.临床意义

脑膜炎奈瑟菌是流行性脑脊髓膜炎的病原菌。存在于携带者或患者的鼻咽部，借飞沫经空气传播，冬末春初为流行高峰。

3.治疗原则

青霉素 G 为首选，第三代头孢对脑膜炎奈瑟菌也具有很强的抗菌活性。青霉素过敏的患者可考虑选用第三代头孢或氯霉素。

(二)淋病奈瑟菌

淋病奈瑟菌简称淋球菌，是淋病的病原体，人类是其唯一的天然宿主和传染源。

1.微生物学检验

(1)标本采集：脓性分泌物，尿道拭子，宫颈口分泌物，结膜分泌物，血液。

(2)检验方法。①直接涂片检查：收集标本后立即涂片、革兰染色，镜检时见中性粒细胞内数对革兰阴性双球菌，可初诊。②分离培养：细菌培养仍是目前世界卫生组织推荐的筛选淋病患者的唯一方法。所采集的标本应及时接种含有两种以上抗生素(如万古霉素和多黏菌素等)的营养培养基上。淋病奈瑟菌对培养基的营养要求很高，且对冷、热、干燥和消毒剂抵抗力低，故采样后须立即接种于预温的选择性培养基和非选择性培养基中，如巧克力平板，置于含 5%～10%的二氧化碳环境中，35 ℃培养 48 小时，取小而透明似水滴状、无色素易乳化菌进一步鉴定。

(3)鉴定：取可疑菌落进行涂片，革兰染色镜检，若见革兰阴性双球形。①生化反应：氧化酶阳性，仅分解葡萄糖产酸；②免疫学方法：荧光抗体染色法、协同凝集试验;③核酸探针杂交法。氧化酶试验阳性,可初判,并进行相关的生化反应,如仅发酵葡萄糖而不发酵麦芽糖与蔗糖,以及 30% H_2O_2 试验阳性可与脑膜炎奈瑟菌等相鉴别。

2.临床意义

淋病奈瑟菌是常见的性传播疾病淋病的病原菌,主要通过性接触直接侵袭感染泌尿生殖道,口咽部及肛门直肠的黏膜。如单纯性淋病、盆腔炎、淋菌性结膜炎。

六、卡他布兰汉菌

本菌为革兰阴性双球菌,直径为 0.6~1.0 μm,无芽孢,无鞭毛,形态上不易与脑膜炎奈瑟菌鉴别,营养要求不高,在普通培养基上 18~20 ℃即可生长,借此可与脑膜炎奈瑟菌鉴别。需氧,菌落光滑,直径为 1~3 mm,不透明,灰白色,菌落易从培养基上刮下。氧化酶和触酶阳性,产 DNA 酶,大部分菌株还原硝酸盐和亚硝酸盐,借此可与奈瑟菌属相鉴别。可致中耳炎、鼻窦炎、肺炎。

第九章　病毒学检验

第一节　疱疹病毒科检验

疱疹病毒科是一组中等大小、有包膜的 DNA 病毒，广泛分布于哺乳动物和鸟类等中，现有 114 个成员，根据其生物学特点可分为 α、β、γ 3 个亚科。

疱疹病毒的共同特点有以下几点。①形态特点：病毒体呈球形，核衣壳是由 162 个壳粒组成的二十面体立体对称结构，基因组为线性双链 DNA，存在末端重复序列和内部重复序列。核衣壳周围有一层厚薄不等的非对称性披膜。最外层是包膜，有糖蛋白刺突。有包膜的成熟病毒直径为 120～300 nm。②培养特点：人疱疹病毒(EB 病毒除外)均能在二倍体细胞核内复制，产生明显的 CPE，核内出现嗜酸性包涵体。病毒可通过细胞间桥直接扩散。感染细胞同邻近未感染的细胞融合成多核巨细胞。③感染特点：病毒可表现为增殖性感染和潜伏性感染。后者病毒不增殖，其基因的表达受到抑制，稳定地存在于细胞核内，刺激因素作用后可转为增殖性感染。有部分病毒还具有整合感染作用，与细胞转化和肿瘤的发生相关。

一、单纯疱疹病毒

(一)生物学特性

单纯疱疹病毒(herpes simplex，HSV)呈球形，直径为 120～150 nm，由核心、衣壳、被膜及包膜组成，核心含双股 DNA，包括两个互相连接的长片段(L)和短片段(S)，L 和 S 的两端有反向重复序列。衣壳呈二十面体对称，衣壳外一层被膜覆盖，厚薄不匀，最外层为典型的脂质双层包膜，上有突起。包膜表面含 gB、gC、gD、gE、gG、gH 糖蛋白，参与病毒对细胞吸附/穿入(gB、gC、gD、gE)、控制病毒从细胞核膜出芽释放(gH)及诱导细胞融合(gB、gC、gD、gH),并有诱生中和抗体(gD最强)和细胞毒作用(HSV糖蛋白均可)。

HSV有HSV-1和HSV-2两个血清型,可用型特异性单克隆抗体作ELISA、DNA限制性酶切图谱分析及DNA杂交试验等方法区分型别。HSV的抵抗力较弱,易被脂溶剂灭活。

(二)致病性

HSV感染在人群中非常普遍,人类是其唯一的宿主。患者和健康携带者是传染源,主要通过直接密切接触和性接触传播。病毒可经口腔、呼吸道、生殖道黏膜和破损皮肤等多种途径侵入机体。常见的临床表现是黏膜或皮肤局部集聚的疱疹,也可累及机体其他器官出现严重感染,如疱疹性角膜炎、疱疹性脑炎。

1.原发感染

HSV-1原发感染多发生在婴幼儿或儿童,常为隐性感染。感染部位主要在口咽部,还可引起唇疱疹、湿疹样疱疹、疱疹性角膜炎、疱疹性脑炎等疾病。青少年原发性HSV-1感染常表现为咽炎或扁桃体炎。原发感染后,HSV-1常在三叉神经节内终身潜伏,并随时可被激活而引起复发性唇疱疹。

HSV-2原发感染为生殖器疱疹,大多发生在青少年以后,伴有发热、全身不适及淋巴结炎。原发感染后,HSV-2在骶神经节或脊髓中潜伏,随时可被激活而引起复发性生殖器疱疹。

2.潜伏感染和复发

HSV原发感染后,少部分病毒可沿神经髓鞘到达三叉神经节(HSV-1)和骶神经节(HSV-2)细胞或周围星形神经胶质细胞内,以潜伏状态持续存在。当机体抵抗力下降后,潜伏的病毒即被激活而增殖,沿神经纤维索下行至感觉神经末梢,到达附近表皮细胞内继续增殖,引起复发性局部疱疹。

3.先天性感染

HSV-2通过胎盘感染,易发生流产、胎儿畸形、智力低下等先天性疾病。新生儿疱疹是在母体分娩时接触HSV-2感染的产道所致(约占75%),或者出生后获得HSV感染,患儿病死亡率高达50%。

4.HSV-2感染与肿瘤

HSV-2与子宫颈癌发生关系密切,在子宫颈癌患者组织细胞内可以检查出HSV-2抗原和核酸,并且患者体内存在高效价的HSV-2抗体。

HSV原发感染后1周左右血中可出现中和抗体,3～4周达高峰,可持续多年。这些抗体可中和游离病毒,阻止病毒在体内扩散,但不能消灭潜伏感染的病毒和阻止复发。机体抗 HSV 感染免疫以细胞免疫为主，NK 细胞可杀死 HSV 感染的靶细胞；CTL 和各种细胞因子（如干扰素等），在抗 HSV 感染中也有重要作用。

（三）微生物学检验

1.标本采集和处理

采取皮肤、角膜、生殖器等病变处标本；如疑为疱疹性脑膜炎患者可取脑脊液；播散性 HSV 感染者的淋巴细胞能直接分离病毒。肝素能干扰病毒的分离培养，故不能用作抗凝剂。以上标本经常规抗菌处理后，应尽快用特殊的病毒运输液送达实验室检查。

2.形态学检查

将宫颈黏膜、皮肤、口腔、角膜等组织细胞涂片后，Wright-Giemsa 染色镜检，如发现核内包涵体及多核巨细胞，可考虑 HSV 感染；将疱疹液进行电镜负染后观察结果。

3.病毒分离培养

病毒分离培养是确诊 HSV 感染的金标准。标本接种人胚肾、人羊膜或兔肾等易感细胞，也可接种于鸡胚绒毛尿囊膜、乳鼠或小白鼠脑内，均可获得较高的分离率。HSV 引起的 CPE 常在 2～3 天后出现，细胞出现肿胀、变圆、折光性增强和形成融合细胞等病变特征。HSV-1 和HSV-2的单克隆抗体、HSV 型特异性核酸探针等可用于鉴定和分型。

4.免疫学检测

对临床诊断意义不大。主要原因：①HSV 特异性抗体出现较迟；②HSV 感染很普遍，大多数正常人血清中都有 HSV 抗体；③HSV 复发性感染不能导致特异性抗体效价上升。因此，血清学检查仅作为流行病学调查，常用检测方法为 ELISA。可将宫颈黏膜、皮肤、口腔、角膜等组织细胞涂片后，用特异性抗体作间接 IFA 或免疫组化染色检测病毒抗原作为快速诊断之一。

5.分子生物学检测

应用 PCR 或原位杂交技术检测标本中的 HSV-DNA，方法快速、敏感而特异，尤其是脑脊液 PCR 扩增被认为是诊断疱疹性脑炎的最佳手段。

二、水痘-带状疱疹病毒

（一）生物学特性

水痘-带状疱疹病毒（varicella-zoster virus，VZV）的生物学特性类似于 HSV，其基因组为 125 kb 的双链 DNA，具有 30 多种结构与非结构蛋白，部分与

HSV有交叉,其中病毒糖蛋白在病毒吸附、穿入过程中发挥重要作用。VZV能够在人胚组织细胞中缓慢增殖,出现CPE较HSV局限,可形成细胞核内嗜酸性包涵体。该病毒只有一个血清型。

(二)致病性

VZV可由同一种病毒引起两种不同的病症。在儿童,初次感染引起水痘,而潜伏体内的病毒受到某些刺激后复发引起带状疱疹,多见于成年人和老年人。

水痘是VZV的一种原发性感染,也是儿童的一种常见传染病,传染性强,2～6岁为好发年龄,患者是主要传染源。病毒经呼吸道、口咽黏膜、结膜、皮肤等处侵入机体后,在局部黏膜组织短暂复制,经血液和淋巴液播散至单核-吞噬细胞系统,经增殖后再次进入血液(第二次病毒血症)而播散至全身各器官,特别是皮肤、黏膜组织,导致水痘。水痘的潜伏期为14～15天,水痘的出疹突发,红色皮疹或斑疹首先表现在躯干,然后离心性播散到头部和肢体,随后发展为成串水疱、脓疱,最后结痂。病情一般较轻,但偶可并发间质性肺炎和感染后脑炎。在免疫功能不足或无免疫力的新生儿,细胞免疫缺陷、白血病、肾脏疾病及使用皮质激素、抗代谢药物的儿童,水痘是一种涉及多器官的严重感染。儿童时期患过水痘,病毒可潜伏在脊髓后根神经节或颅神经的感觉神经节等部位,当机体受到某些刺激,如外伤、传染病、发热、受冷、机械压迫、使用免疫抑制剂、X光照射、白血病及肿瘤等细胞免疫功能损害或低下等,均可诱发带状疱疹。复发感染时,活化的病毒经感觉神经纤维轴索下行至皮肤,在其支配皮区繁殖而引起带状疱疹。一般在躯干,呈单侧性,疱疹水疱集中在单一感觉神经支配区,串联成带状,疱液含大量病毒颗粒。患水痘后机体产生特异性体液免疫和细胞免疫,但不能清除潜伏于神经节中的病毒,故不能阻止病毒激活而发生的带状疱疹。

(三)微生物学检验

根据临床症状和皮疹特点即可对水痘和带状疱疹做出诊断,但症状不典型或者特殊病例则需辅以试验诊断。临床标本主要有疱疹病损部位的涂片、皮肤刮取物、水疱液、活检组织和血清。可通过病毒分离、免疫荧光、原位杂交或PCR方法,检测患者组织或体液中VZV或其成分。

三、巨细胞病毒

(一)生物学特性

巨细胞病毒(cytomegalovirus,CMV)具有典型的疱疹病毒形态,完整的病毒颗粒直径为120～200 nm。本病毒对宿主或培养细胞有高度的种属特异性，人巨细胞病毒(HCMV)只能感染人，在人纤维细胞中增殖。病毒在细胞培养中增殖缓慢，初次分离培养需30～40天才出现CPE，其特点是细胞肿大变圆，核变大，核内出现周围绕有一轮“空晕”的大型包涵体，形似“猫头鹰眼”状。

(二)致病性

人类CMV感染非常普遍，可感染任何年龄的人群，且人是HCMV的唯一宿主。多数人感染CMV后为潜伏感染，潜伏部位主要在唾液腺、乳腺、肾脏、白细胞和其他腺体，可长期或间隙地排出病毒。通过口腔、生殖道、胎盘、输血或器官移植等多途径传播。随着艾滋病、放射损伤、器官移植和恶性肿瘤等的增多，CMV感染及其引发的严重疾病日益增加，其临床表现差异很大，可从无症状感染到致命性感染。

1.先天性感染

在先天性病毒感染中最常见，感染母体可通过胎盘传染胎儿，患儿可发生黄疸，肝、脾大，血小板计数减少性紫癜及溶血性贫血，脉络膜视网膜炎和肝炎等，少数严重者造成早产、流产、死产或生后死亡。存活儿童常智力低下、神经肌肉运动障碍、耳聋和脉络视网膜炎等。

2.产期感染

在分娩时胎儿经产道感染，多数症状轻微或无临床症状，偶有轻微呼吸障碍或肝功能损伤。

3.儿童及成人感染

通过吸乳、接吻、性接触、输血等感染，常为亚临床型，有的也能导致嗜异性抗体阴性单核细胞增多症。由于妊娠、接受免疫抑制治疗、器官移植、肿瘤等因素激活潜伏在单核细胞、淋巴细胞中的CMV，引起单核细胞增多症、肝炎、间质性肺炎、视网膜炎、脑炎等。

4.细胞转化及与肿瘤的关系

CMV和其他疱疹病毒一样，能使细胞转化，具有潜在的致癌作用。CMV的隐性感染率较高，CMV DNA很可能整合于宿主细胞DNA，因而被认为在某种程度上与恶性肿瘤的发生有关。在某些肿瘤如宫颈癌、结肠癌、前列腺癌、Kaposis肉瘤中CMV DNA检出率高，CMV抗体滴度亦高于正常人。

机体的细胞免疫功能对CMV感染的发生和发展起重要作用，细胞免疫缺陷者，可导致严重、长期的CMV感染，并使机体的细胞免疫进一步受到抑制。

(三)微生物学检验

1.标本采集

收集鼻咽拭子、咽喉洗液、中段尿、外周血、脑脊液、羊膜腔液、急性期和恢复期双份血清等。

2.形态学检查

标本经离心后取沉渣涂片,Giemsa 染色镜检,观察巨大细胞及包涵体,可用于辅助诊断,但阳性率不高。

3.病毒分离培养

病毒分离培养是诊断 CMV 感染的有效方法,人胚肺成纤维细胞最常用于 CMV 培养,在培养细胞中病毒生长很慢,需 1～2 周出现 CPE,一般需观察 4 周,如有病变即可诊断。也可采用离心培养法。

4.免疫学检测

(1)抗原检测:采用特异性免疫荧光抗体,直接检测白细胞、活检组织、组织切片、支气管肺泡洗液等临床标本中的 CMV 抗原。在外周血白细胞中测出 CMV 抗原表明有病毒血症,该法敏感、快速、特异。

(2)抗体检测:采用 EIA、IFA 等方法检测 CMV 抗体,以确定急性或活动性 CMV 感染、了解机体的免疫状况及筛选献血员和器官移植供体。IgM 抗体只需检测单份血清,用于活动性 CMV 感染的诊断。特异性 IgG 抗体需测双份血清以作临床诊断,同时了解人群感染状况。

5.分子生物学检测

(1)核酸杂交原位杂交能检测甲醛固定和石蜡包埋组织切片中的 CMV 核酸,可直接在感染组织中发现包涵体,并可作为 CMV 感染活动性诊断。

(2)PCR:在一些特殊的 CMV 感染中有着重要的价值,如 CMV 脑炎的 CFS 标本。先天性 CMV 感染患儿的尿液、羊水、脐血标本等。但 PCR 阳性很难区分感染状态,其检出也不一定与病毒血症和临床症状一致。为了减少由潜伏感染而导致的 PCR 假阳性结果,可用定量 PCR 弥补其不足,在分子水平监测 CMV 感染、区分活动性与潜伏感染。

四、EB 病毒

(一)生物学特性

EB 病毒(Epstein-Barr virus,EBV)系疱疹病毒科嗜淋巴病毒属。EBV 抗原分为 2 类:①病毒潜伏感染时表达的抗原,包括 EBV 核抗原(EB nuclear antigen，EBNA）和潜伏感染膜蛋白（latent membrane protein，LMP），这类抗原的存在表明有 EBV 基因组；②病毒增殖性感染相关的抗原，包括 EBV 早期抗原（early antigen，EA）和晚期抗原，如 EBV 衣壳抗原（viral capsid antigen，VCA）和 EBV 膜抗原（membrane antigen，MA）。EA 是病毒增殖早期诱导的非结构蛋白，EA 标志着病毒增殖活跃和感染细胞进入溶解性周期；VCA 是病毒增殖后期合成的结构蛋白，与病毒 DNA 组成核衣壳，最后出芽获得宿主的质膜装配成完整病毒体；MA 是病毒的中和性抗原，能诱导产生中和抗体。EBV 具有感染人和某些灵长类动物 B 细胞的专一性，并能使受感染细胞转化，无限传代达到“永生”。

（二）致病性

EBV 在人群中广泛感染，95%以上的成人存在该病毒的抗体。幼儿感染后多数无明显症状，或引起轻症咽炎和上呼吸道感染。青春期发生原发感染，约有 50%出现传染性单核细胞增多症。主要通过唾液传播，也可经输血传染。EBV 在口咽部上皮细胞内增殖，然后感染B 淋巴细胞，这些细胞大量进入血液循环而造成全身性感染，并可长期潜伏在人体淋巴组织中，当机体免疫功能低下时，潜伏的病毒活化形成复发感染。由 EBV 感染引起或与 EBV 感染有关疾病主要有 3 种。

1.传染性单核细胞增多症

传染性单核细胞增多症是一种急性淋巴组织增生性疾病。多系青春期初次感染 EBV 后发病。典型症状为发热、咽炎和颈淋巴结肿大。随着疾病的发展，病毒可播散至其他淋巴结。肝、脾大，肝功能异常，外周血单核细胞增多，并出现异型淋巴细胞。偶尔累及中枢神经系统（如脑炎）。某些先天性免疫缺陷的患儿可呈现致死性传染性单核白细胞增多症。

2.Burldtt 淋巴瘤

Burldtt 淋巴瘤多见于 5～12 岁儿童，在中非新几内亚和美洲温热带地区呈地方性流行。好发部位为颜面、腭部。所有患者血清含 EBV 抗体，其中 80%以上滴度高于正常人。在肿瘤组织中发现 EBV 基因组，故认为 EBV 与此病关系密切。

3.鼻咽癌

我国南方及东南亚是鼻咽癌高发区，多发生于 40 岁以上中老年人。HBV 与鼻咽癌关系密切，表现在：①所有病例的癌组织中有 EBV 基因组存在和表达；②患者血清中有高效价 EBV 抗原（主要 HCV 和 EA）的 IgG 和 IgA 抗体；③病例中仅有单一病毒株，提示病毒在肿瘤起始阶段已进入癌细胞。

人体感染 EBV 后能诱生 EBNA 抗体、EA 抗体、VCA 抗体及 MA 抗体。已证明 MA 抗体能中和 EBV。体液免疫能阻止外源性病毒感染,却不能消灭病毒的潜伏感染。一般认为,细胞免疫对病毒活化的“监视”和清除转化的 B 淋巴细胞起关键作用。

(三)微生物学检验

1.标本采集

采集唾液、咽漱液、外周血细胞和肿瘤组织等标本。

2.病毒分离培养

上述标本接种人脐带血淋巴细胞,根据转化淋巴细胞的效率确定病毒的量。

3.免疫学检测

(1)抗原检测:采用免疫荧光法检测病毒特异性蛋白质抗原(如病毒核蛋白 EBNA 等)。

(2)抗体检测:用免疫荧光法或免疫酶法,检测病毒 VCA-IgA 抗体或 EA-IgA抗体,滴度≥1∶10或滴度持续上升者,对鼻咽癌有辅助诊断意义。传染性单核细胞增多症患者血清中 VCA IgM 抗体阳性率较高,抗体效价>1∶224 有诊断意义。

4.分子生物学检测

利用核酸杂交和 PCR 或 RT-PCR,可在病变组织内检测病毒核酸和病毒基因转录产物。但核酸杂交法的敏感性低于 PCR 法。

五、其他疱疹病毒

(一)人类疱疹病毒 6 型

人类疱疹病毒 6 型(human herpes virus-6,HHV-6)在人群中的感染十分普遍,60%~90%的儿童及成人血清中可查到 HHV-6 抗体,健康带毒者是主要的传染源,经唾液传播。HHV-6 的原发感染多见于6 个月至 2 岁的婴儿,感染后多无症状,少数可引起幼儿丘疹或婴儿玫瑰疹。常急性发病,先有高热和上呼吸道感染症状,退热后颈部和躯干出现淡红色斑丘疹。

在脊髓移植等免疫功能低下的患者,体内潜伏的 HHV-6 常可被激活而发展为持续的急性感染,并证实与淋巴增殖性疾病、自身免性疫病和免疫缺陷患者感染等有关。随着器官移植的发展和艾滋病患者的增多,HHV-6 感染变得日益重要。

病原体检查可采集早期原发感染患儿的唾液和外周血淋巴细胞标本,接种经 PHA 激活的人脐血或外周血淋巴细胞作 HHV-6 分离；也可用原位杂交和 PCR 技术检测受感染细胞中的病毒 DNA。间接免疫荧光法常用于测定病毒 IgM 和 IgG 类抗体，以确定是近期感染还是既往感染。

(二)人疱疹病毒 7 型

人类疱疹病毒 7 型(human herpes virus-7，HHV-7)与 HHV-6 的同源性很小，是一种普遍存在的人类疱疹病毒，75%健康人唾液可检出此病毒。从婴儿急性、慢性疲劳综合征和肾移植患者的外周血单核细胞中均分离出 HHV-7。绝大多数人都曾隐性感染过 HHV-7，2 岁以上的婴儿 HHV-7 抗体阳性率达 92%。HHV-7 主要潜伏在外周血单个核细胞和唾液腺中，唾液传播是其主要的传播途径。

该病毒的分离培养条件与 HHV-6 相似，特异性 PCR、DNA 分析等试验可用于病毒鉴定。因 CD4 分子是 HHV-7 的受体，抗 CIM 单克隆抗体可抑制 HHV-7 在 $CD4^+$ T 细胞中增殖。由于 HHV-7 与 HIV 的受体皆为 CD4 分子，两者之间的互相拮抗作用，将为 HIV 的研究开辟新的途径。

(三)人类疱疹病毒 8 型

该病毒为双链 DNA(165 kb)，主要存在于艾滋病卡波济肉瘤组织和艾滋病患者淋巴瘤组织。HHV-8 与卡波济肉瘤的发生、血管淋巴细胞增生性疾病及一些增生性皮肤疾病的发病有关。

第二节 副黏病毒科检验

副黏病毒科的许多生物学性状与正黏病毒科相似，如均为负链 RNA 病毒、有包膜、核衣壳呈螺旋对称等，但也有不同之处。常见的副黏病毒科的病毒包括副流感病毒、呼吸道合胞病毒、腮腺炎病毒、麻疹病毒等。

一、麻疹病毒

麻疹病毒(measles virus，MV)属于副黏病毒科麻疹病毒属，只有 1 个血清型，是麻疹的病原体。麻疹是一种常见的儿童急性传染病，自应用疫苗接种后其发病率大幅度降低，但仍是发展中国家儿童死亡的主要原因之一。

(一)生物学特性

病毒呈球形或丝状,直径为120～250 nm,螺旋对称,有包膜。病毒核心为不分节段的单股负链RNA,有6个结构基因,依次编码核蛋白(NP)、磷酸化蛋白(phosphoprotein,P)、基质蛋白(MP)、融合蛋白(fusion protein,F)、血凝素(HA)和RNA依赖RNA聚合酶,其中HA和F蛋白是包膜表面的刺突。HA只凝集猴红细胞,并能与细胞表面的CD46受体结合诱导病毒吸附;F蛋白又称血溶素(HL),具有溶血活性,可使细胞发生融合形成多核巨细胞。麻疹病毒SSPE突变株的M蛋白和F蛋白基因发生突变,影响了病毒的装配、出芽和释放,故极少产生游离的病毒,也称缺陷型麻疹病毒,但与细胞结合能力增强。

麻疹病毒可在HeLa、Vero等多种原代细胞或传代细胞中增殖,引起细胞融合形成多核巨细胞,胞浆和胞内出现嗜酸性包涵体等细胞病变。病毒抵抗力弱,56 ℃ 30分钟可被灭活,对脂溶剂、一般消毒剂、日光及紫外线等敏感。

(二)致病性

人是麻疹病毒的唯一自然宿主。麻疹好发于冬、春季节,人群对麻疹普遍易感,我国6个月至5岁的儿童发病率最高。病毒主要通过飞沫直接传播,也可经接触污染的玩具、用具等传播。麻疹传染性极强,与患者接触后几乎全部发病。病毒侵入后潜伏期为10～14天。黏附分子CD46是麻疹病毒识别的受体,凡表面有该分子的组织细胞(人体内除红细胞以外的大多数组织细胞)均可被麻疹病毒感染。病毒首先在呼吸道上皮细胞和淋巴组织内增殖,然后进入血液形成第一次病毒血症,扩散至全身淋巴组织和单核吞噬细胞系统,大量增殖后再次入血,形成第二次病毒血症,扩散到眼结膜、口腔和呼吸道黏膜、小血管、皮肤等部位并引起病变,临床表现为发热、畏光、流涕、咳嗽等结膜炎、鼻炎和上呼吸道卡他症状,此时患者的传染性最强。发病2天后口腔两颊内出现中央灰白色、周围有红晕的柯氏斑,有助于临床早期诊断;之后1～3天,按颈部、躯干、四肢的顺序皮肤先后出现特征性的红色斑丘疹,此即出疹期,病情最为严重;一般24小时内皮疹出齐,4天后开始消退,有色素沉着,同时体温开始下降,症状减退。年幼体弱的患儿易继发细菌性肺炎,是导致死亡的主要原因。

除典型的麻疹症状外,免疫功能正常、未接种疫苗的少数患儿会出现急性麻疹后脑炎,导致死亡或存活后有轻重不等的后遗症;而细胞免疫功能缺陷的患儿多见麻疹包涵体脑炎。此外,大约百万分之一的麻疹患儿在恢复后会发生慢发病毒感染,经过2～14年潜伏期后出现中枢神经系统的并发症,即亚急性硬化性全脑炎(subacute sclerosing panencephalitis,SSPE),表现为大脑功能渐进性衰退,1～2 年内死亡。麻疹病后人体可获得牢固的免疫力。

(三)微生物学检验

根据典型的麻疹临床症状即可确诊,对于轻型及其他不典型麻疹需进行实验室检验。

1.形态学检查

取患者发病初期的分泌物、脱落细胞等制成涂片,HE 染色观察有无细胞融合、多核巨细胞,细胞核或胞质内有无嗜酸性包涵体。

2.病毒分离培养

采集患者发病早期的咽漱液、咽拭子或血液标本,接种 HeLa、Vero 等细胞,经过 7～10 天后观察有无典型的 CPE,采用免疫荧光、ELISA、核酸杂交等方法鉴定。

3.免疫学检查

用 ELISA、免疫荧光、中和试验、补体结合试验等检测患者血清中的特异性 IgM 或双份血清中的 IgG;也可用荧光标记的抗体染色检查病毒的抗原。

4.分子生物学检测

提取标本中的病毒 RNA 后 RT-PCR 或核酸杂交检测可进行辅助诊断。

二、呼吸道合胞病毒

呼吸道合胞病毒(respiratory syncytial virus,RSV)简称合胞病毒,属副黏病毒科肺病毒属,因其在组织细胞培养中能导致细胞融合病变而得名。RSV 在世界各地均有流行,是引起婴幼儿下呼吸道感染的重要病原体。

(一)生物学特性

病毒呈球形,较流感病毒大,直径为 120～200 nm。RSV 核酸为不分节段的单股负链 RNA;包膜上有 F 蛋白和 G 蛋白 2 种糖蛋白刺突,F 蛋白能引起病毒包膜与宿主及培养细胞之间的细胞膜的融合,G 蛋白具有对宿主细胞的吸附作用。二者均为保护性免疫应答的作用位点,但都无 NA 和 HA 的活性,也无溶血素活性。RSV 可在 HeLa、Hep-2 等多种原代细胞或传代细胞中缓慢增殖并引起明显 CPE,其特点是形成含有多个胞核的融合细胞及胞内嗜酸性包涵体。猩猩、狒狒、大鼠、小鼠、雪貂等多种动物对 RSV 敏感,但感染后多无症状。RSV 抵抗力弱,不耐酸、热和胆汁,在 pH 3 的环境中或 55 ℃ 5 分钟可被灭活。

(二)致病性

RSV 主要通过飞沫传播,也可通过接触污染物传播;病毒传染性强,主要流行期在冬季和早春。RSV 感染的潜伏期一般为 4～5 天,感染后先在鼻咽上皮细胞内增殖,然后扩散至下呼吸道,很少引起病毒血症。其致病可能是通过Ⅰ型超敏反应引起的免疫损伤所致。各年龄段人群对 RSV 都易感,但症状各不相同。婴幼儿(尤其是 2～6 个月的婴儿)对 RSV 非常敏感,常引起较为严重的呼吸道疾病,如细支气管炎、肺炎等,患儿常出现呼吸暂停,气管或细支气管坏死物与黏液、纤维蛋白等结集在一起,极易阻塞患儿的呼吸道,严重者造成死亡;成人多表现为普通感冒;老年人则可导致慢性支气管炎急性发作。

(三)微生物学检验

由于多种呼吸道病毒感染后引起的临床症状很相似,因此 RSV 的感染需依靠微生物学实验室检验才能确诊。最可靠的方法是在发病早期采集呼吸道分泌物进行病毒的分离培养,如观察到多核巨细胞或融合细胞,可做出初步诊断。由于副流感病毒也可引起细胞融合,故应与进行区别:RSV 增殖慢,无红细胞吸附现象,副流感病毒增殖快,有红细胞吸附现象;但最后鉴定依靠免疫荧光试验、中和试验或补体结合试验等。其他快速方法有免疫荧光试验、ELISA、放射免疫技术等直接检测病毒抗原,RT-PCR 检测病毒核酸,以及检测血清中的 IgM、IgA 等。

三、腮腺炎病毒

腮腺炎病毒属副黏病毒科副黏病毒亚科的德国麻疹病毒属,是流行性腮腺炎的病原体。该病毒在世界范围内分布,只有一个血清型。

(一)生物学特性

病毒呈球形,直径为 100～200 nm,单股负链 RNA,衣壳螺旋对称,包膜上有 HN 和 F 蛋白。腮腺炎病毒能在鸡胚羊膜腔中增殖,也可在猴肾、HeLa、Vero 等细胞中增殖,并使细胞融合,出现多核巨细胞。该病毒对乙醚、氯仿等脂溶剂及紫外线、热等敏感。

(二)致病性

人是腮腺炎病毒唯一宿主,主要通过飞沫传播,好发于冬、春季,5～14 岁儿童最易感染。病毒感染后潜伏期一般为 2～3 周,先在鼻腔、上呼吸道上皮细胞和面部局部淋巴结内增殖,随后入血引起病毒血症,并扩散到唾液腺引起腮腺炎，表现为一侧或双侧腮腺肿大疼痛、发热、乏力等；病毒也可扩散到胰腺、睾丸、卵巢、肾脏和中枢神经系统等引起相应炎症。腮腺炎病后可获得牢固的免疫力。

(三)微生物学检验

临床上根据症状等很容易做出诊断，但对不典型病例需依靠实验室检查。可采集唾液、尿液、脑脊液等接种鸡胚或培养细胞，观察是否出现细胞融合及多核巨细胞等典型 CPE 以判断结果。此外，也可检测血清中的 IgM、IgG，或用 RT-PCR 检测病毒核酸。

四、副流感病毒

副流感病毒（parainfluenza virus，PIV）根据抗原构造不同分为 5 个血清型，分别属于副黏病毒科呼吸道病毒属和德国麻疹病毒属。

(一)生物学特性

副流感病毒呈球形，较流感病毒大，直径为 125～250 nm；核酸为不分节段的单股负链 RNA，核蛋白呈螺旋对称；包膜上嵌有 2 种刺突：一种是血凝素/神经氨酸酶（hemagglutinin neuraminidase，HN），兼有 NA 和 HA 的作用；另一种是 F 蛋白，具有使细胞融合和红细胞溶解作用。副流感病毒可在鸡胚及多种原代或传代细胞中培养，如猴肾或狗肾细胞等。豚鼠、地鼠、雪貂等对病毒敏感，通过鼻腔接种可引起感染。副流感病毒抵抗力弱，不耐酸、热，在 pH 为 3 的环境中1 小时即可灭活，4 ℃ 2～4 小时后失去感染力，故一般保存在－70 ℃以下。

(二)致病性

除人类外，许多动物也携带副流感病毒。该病毒主要通过飞沫或密切接触传播，感染后首先在鼻咽部和呼吸道上皮细胞内增殖，然后在细胞之间扩散，很少引起病毒血症。病毒可导致各年龄人群的感染，但以 5 岁以下小儿最多见，是引起小儿急性呼吸道感染的常见病因。感染的副流感病毒以 1～3 型最为多见，主要疾病包括小儿哮喘、肺炎、细支气管炎等，2%～3%可出现严重的哮吼（急性喉支气管炎）。

(三)微生物学检验

1.病毒分离培养

标本包括鼻咽分泌物和咽漱液等，发病早期采集阳性率最高。副流感病毒生长缓慢，培养早期 CPE 不明显，可采用豚鼠红细胞吸附试验来确定病毒的存在。分离到的病毒可用红细胞吸附抑制试验、血凝抑制试验、中和试验或补体结合试验进行鉴定。

2.免疫学检测

(1)抗原检测:常用间接免疫荧光法,阳性标本可进一步用各型的单克隆抗体进行分型鉴定。此外,也可采用 ELISA、放射免疫、电镜直接检测病毒抗原。

(2)抗体检测:可收集患者早期和急性期的双份血清进行回顾性诊断。此外,检测单份血清中特异性的 IgM 可用于早期诊断。

第三节　痘病毒检验

痘病毒可以引起人类和多种脊椎动物的自然感染。其中,天花病毒和传染性软疣病毒(molluscum contagiosum virus,MCV)仅感染人类;猴痘病毒、牛痘病毒及其他动物痘病毒也可引起人类感染。

一、生物学特性

痘病毒体积最大,呈砖形或卵形[(300～450)nm×260 nm×170 nm],有包膜,由 30 种以上的结构蛋白组成的蛋白衣壳呈复合对称形式,病毒核心由相对分子质量为(85～240)×10^6 的双股线形 DNA(130～375 kb)组成。痘病毒在感染细胞质内增殖,病毒基因组含有约 185 个开放读码框,可指导合成 200 种以上的病毒蛋白质。成熟的病毒以出芽形式释放。

二、致病性

痘病毒感染主要通过呼吸道分泌物、直接接触等途径进行传播。感染的人或动物为其传染源。人类的痘病毒感染主要包括天花、人类猴痘和传染性软疣。其中,自世界卫生组织启动全球消灭天花计划以来,至 1980 年天花在全球范围内已经根除。

(一)传染性软疣

传染性软疣是由传染性软疣病毒引起的皮肤疣状物,主要通过皮肤接触传播,儿童多见,人是其唯一的感染宿主。该病毒也可以经过性接触传播,引起生殖器传染性软疣,在男性的阴囊、阴茎、包皮和女性的大阴唇、小阴唇外侧,损害可单发或多发,散在分布。传染性软疣损害为粟粒至黄豆大小的丘疹,圆形,随时间延长损害中央呈脐凹状。颜色为白色或灰白色,并有蜡样光泽。若挑破损害可挤出白色乳酪状物,称为软疣小体。大多数患者无自觉症状,但有少数患者可有轻微瘙痒感,若有继发感染时可有疼痛等症状。软疣可自行消退,不留瘢痕。

(二)人类猴痘

与天花的临床表现相似,最初表现类似流感的症状,随后主要表现为高热、局部淋巴结肿大和全身发生水疱和脓疱,结痂后留有瘢痕,并伴有出血倾向,病死率为11%左右。主要是由于与野生动物直接接触感染猴痘病毒所致。最早见于非洲扎伊尔,近年在美国等地也有感染病例的出现。

三、微生物学检验

(一)标本采集

无菌采集皮肤病损组织(疣体组织、水疱和脓疱液),猴痘患者也可采取血清。

(二)形态学检查

1.涂片染色镜检

传染性软疣病毒检查可通过活组织或皮损刮取组织或挤出的内容物涂片,进行瑞氏或吉姆萨染色后,于镜下找软疣小体。

2.电镜检查

标本置电镜下观察病毒粒子(负染标本)。

3.组织病理检查

传染性软疣患者表皮细胞内出现软疣小体,多数软疣小体内含有胞质内包涵体,小体挤压每个受损细胞内核,使细胞核呈月牙状,位于细胞内边缘。若中心部角质层破裂,排出软疣小体,中心形成火山口状。

(三)病毒培养

猴痘皮损标本接种于鸡胚绒毛尿囊膜、来自猴、兔、牛、豚鼠、小白鼠及人的原代、继代和传代细胞,也可皮内或脑内接种10天龄仔兔和8~12天龄小白鼠,猴痘病毒可在其中生长,并产生明显的细胞病变,感染细胞内大多含有许多圆形或椭圆形的小型嗜酸性包涵体。试验动物发生全身性感染、出疹,并大多死亡。

(四)免疫学检测

采用痘病毒抗原酶联免疫检测方法,对猴痘提供早期辅助诊断,采用痘病毒血清抗体酶联免疫检测方法提供中晚期辅助诊断。也可采用荧光抗体法和放射免疫法从感染者血清中检出猴痘病毒抗体,一般仅用于流行病学调查。

(五)分子生物学检测

采用猴痘病毒 PCR 测序方法,20～24 小时即可鉴别样品是否为痘病毒、猴痘病毒、天花病毒及相关其他痘病毒;采用荧光定量实时 PCR 检测技术,可在 4 小时内对猴痘病毒和痘病毒做出早期诊断。

第四节　细小病毒检验

细小病毒是目前已知的最小的 DNA 病毒。细小病毒科包括两个亚科,即细小病毒亚科和浓核症病毒亚科。其中细小病毒亚科包括 3 个属,即细小病毒属、依赖性病毒属和红病毒属。人细小病毒 B_{19} 是红病毒属的一个种,它是 1975 年Cossar 等在常规检测献血员血清 HBsAg 时偶然发现的,可引起传染性红斑、关节炎、再生障碍性贫血危象等疾病。

一、生物学特性

人细小病毒 B_{19} 呈小球形,直径为 20～26 nm,无包膜。二十面体对称,有两种衣壳蛋白,即 VP_1、VP_2。VP_1 位于核衣壳外部,易与抗体结合;VP_2 含量多于 VP_1,占 95%左右。VP_1 与 VP_2 均含有中和位点(其中 VP_1 是主要中和抗原),二者均可刺激机体产生中和抗体 IgG,此抗体有保护作用,可使感染局限,促进疾病的恢复。

病毒基因组为线状单股 DNA,为正链或负链,长 5.6 kb,两末端折叠形成发夹状结构。人细小病毒 B_{19} 有两个大的 ORF。左侧 ORF 与调节功能有关,编码两种非结构蛋白,即 NS_1 和 NS_2;右侧 ORF 编码结构蛋白,即衣壳蛋白 VP_1 和 VP_2。另外,还有许多小的 ORF。

人细小病毒 B_{19} 能在人骨髓细胞、人胚肝细胞、外周血细胞、脐血细胞内增殖,病毒对细胞的敏感性随细胞分化而增强。因细胞的 DNA 聚合酶和 RNA 聚合酶Ⅱ参与 B_{19} 病毒的复制过程,所以该病毒的复制依赖于宿主细胞的 DNA 复制。B_{19} 病毒对热稳定,60 ℃可存活 12 小时。对冻融、干燥、去污剂稳定。

二、致病性

人细小病毒 B_{19} 通过空气、尘埃、患者分泌物、血液及血制品传播，可引起显性感染或无症状亚临床感染。儿童及与儿童接触的成人是主要的易感人群和传染源，特别是镰刀细胞性贫血的患儿更易发病。P抗原即红细胞糖苷脂(globoside，Gb_4)是人细小病毒 B_{19} 的受体，它存在于多种细胞表面，如骨髓红系前体细胞、血小板、单核-巨噬细胞、粒细胞、肝、滑膜液和胎盘内皮等。人细小病毒 B_{19} 与细胞上的 Gb_4 受体结合后进入人体，在细胞核内增殖并形成嗜酸性或嗜碱性包涵体。因病毒的直接杀伤作用和随后介导的免疫应答作用，引起感染细胞溶解，出现多种多样的临床症状。另外，有约20%的儿童和成人感染后不出现临床症状。

(一)传染性红斑

潜伏期1～2周，病毒从呼吸道侵入机体，在呼吸道局部增殖后，通过血液循环扩散到骨髓。在骨髓的红系前体细胞(靶细胞)中增殖，溶解细胞，导致红细胞生成障碍。随后大量病毒进入血流形成病毒血症，这时患者出现发热、全身不适、呼吸道症状等。经过1周左右，随着机体特异性免疫的产生，病毒血症终止，上述症状消失，但此时因血循环中形成抗原-抗体复合物，患者可出现变态反应。首先在面颊部出现玫瑰色融合性斑丘疹，随后胸背、上肢、臀股、手足等部位出现网状、环形斑丘疹。皮疹多持续1～2周即消退，但疹退后数天，可因日晒、淋浴、情绪紧张等刺激使皮疹复发。传染性红斑是儿童感染人细小病毒 B_{19} 后引起的一种最常见的疾病，在学校、幼儿园中可呈暴发流行。

(二)再生障碍性贫血危象

多见于15岁以下儿童。因人细小病毒 B_{19} 特异性亲嗜骨髓红系前体细胞，造成该细胞大量破坏、网状细胞减少，导致红细胞生成障碍。若患者同时患有慢性溶血性贫血(如镰刀细胞性贫血、遗传性球形红细胞增多症、珠蛋白生成障碍性贫血、自身免疫性溶血性贫血)，则容易发生严重的再生障碍性贫血危象。患者出现发热、苍白、乏力等症状，外周血血红蛋白可降至40 g/L以下，但常在1周内恢复至基础水平。

(三)多发性关节炎

本病多见于成年妇女。人细小病毒 B_{19} 感染后，患者先出现感冒样症状，肌肉疼痛、关节疼痛等，经1周左右症状消失。但随后患者因免疫应答，而出现多发性对称性关节肿胀、疼痛，关节活动受限。症状多在2个月内缓解，有10%的患者病程迁延，可演变为慢性关节炎。

(四)宫内感染

血清中人细小病毒 B_{19} IgG抗体阴性者对该病毒易感。若血清抗体阴性的妇女在妊娠期感染该病毒，病毒可通过胎盘引起宫内感染，导致胎儿全身高度水肿，出现脑积水、心包积液、腹水、严重贫血、肝大、脾大等，胎儿最终流产或死亡。

(五)免疫抑制患者的慢性贫血

免疫抑制的患者，如先天性免疫缺陷、白血病、HIV感染者等，在输血治疗过程中，可因输入被人细小病毒 B_{19} 污染的血液、血制品而感染。因这些患者本身存在免疫缺陷，故可呈慢性持续性感染。红细胞被大量破坏，患者发生慢性贫血。

三、微生物学检验

(一)标本采集

根据不同病症，可采集患者的骨髓、血液、血清、关节滑膜、胎儿组织、羊水、脐血、呼吸道分泌物、尿液及粪便标本等。

(二)形态学检查

1.电子显微镜检查病毒颗粒

在患者的病毒血症期，用电子显微镜可直接检查血清中的病毒颗粒，人细小病毒 B_{19} 大多呈空心环状。该方法敏感性低，标本中病毒颗粒超过 10^6/mL时才能检测出。

2.光学显微镜检查包涵体

取胎儿组织(如肝、脾、骨髓等)或骨髓前体细胞中的有核红细胞，用光镜直接检查细胞核内的包涵体。这是一种非特异性的检查方法，快速，但阳性率低。

(三)免疫学检测

免疫学检测主要是检查人细小病毒 B_{19} IgM抗体或IgG抗体。患者感染 B_{19} 病毒10天左右，病毒血症终止，患者因免疫应答出现红疹、关节疼，此时是检测人细小病毒 B_{19} IgM抗体的最佳时机。若血清中IgM抗体阳性，表示患者新近感染；若血清中IgG抗体阳性，表示既往感染；若IgG抗体由阳性变为效价急剧增高，常表示急性感染发作。检测方法包括ELISA、RIA、IFA等。但ELISA

特异性较低。

(四)分子生物学检测

1.核酸分子杂交技术

这是一种常用的检测核酸的方法,括原位杂交法、斑点杂交法、Southern 印迹法等方法。

2.PCR

可用于检测骨髓、关节滑膜、胎儿组织、羊水、核酸杂交法高 100～1 000 倍,但不能观察组织形态学的变化。敏感性可达 0.1 Pg,主要包括脐血等标本。敏感性高,比输血传播病毒(transfusion transmitted virus,TTV)初步归类为细小 DNA 病毒科,为单负链环状 DNA 病毒,无包膜,呈球形,直径为 30～50 nm。基因组长约 3.8 kb,含有 2 个 ORF,ORF1 的 N 端为富含精氨酸的高亲水区,ORF2 编码非结构蛋白。TTV 的基因具有高度变异性,根据其变异大小可将 TTV 分为不同的基因型和基因亚型。TTV 主要通过血液或血制品传播,此外可能存在消化道传播。TTV 是否引发急、慢性肝炎,是否与肝癌的发生有关,目前尚无定论。TTV 微生物检查主要是采用 PCR 检测血中 TTV DNA。

第五节　人乳头瘤病毒检验

人乳头瘤病毒(human papilloma virus,HPV)是乳多空病毒科、乳头瘤病毒属的一个种。引起人皮肤、黏膜不同程度的增生性病变,临床表现为良性疣或乳头状瘤,HPV 也是尖锐湿疣(condyloma acminatum,CA)的病原体。另外,某些型别的 HPV 可使组织发生癌变,引起子宫颈癌、口腔鳞状细胞癌、皮肤癌、肛门癌等。

一、生物学特性

(一)形态结构

病毒呈球形,直径为 52～55 nm,20 面体对称,核衣壳由 72 个壳微粒组成,无包膜。

(二)基因组结构与功能

病毒基因组为双链环状 DNA,以共价闭合的超螺旋结构、开放的环状结构、线性分子 3 种形式存在。长约 8 kb,分为 3 个区段。

1.早期区(E 区)

大小约占 4 kb,含有 8 个 ORF,依次为 E_6、E_7、E_1、(E_8)、E_2、E_4、(E_3)、E_5。E 区与 DNA 复制、转录调节和细胞转化有关,各基因的功能分别是 E_1 参与 DNA 复制,HPV 的 DNA 复制除 E_1 外,还与 E_2、E_6、E_7 有关;E_2 涉及病毒 DNA 转录的反式激活机制;E_4 编码胞质蛋白,可能在病毒成熟中起作用;E_5、E_6、E_7 与细胞转化有关。当 HPV DNA 整合到宿主细胞基因组中时,常使 E_2 丧失转录调节功能,引起转化蛋白 E_6、E_7 的过度表达。HPV 高危型别的 E_6、E_7 区的癌蛋白可与特异性的细胞蛋白结合,如 E_6 可与细胞内抑癌基因产物 p53 蛋白结合、E_7 可与抑癌基因产物 Rb 蛋白结合。结合后使之失活,干扰其抑制细胞分裂与增长的作用,引起细胞增殖周期紊乱,诱发突变、损伤细胞 DNA,使正常细胞转变为恶性细胞,最终导致肿瘤的产生。

2.晚期区(L 区)

约 3 kb,有 2 个 ORF,编码病毒衣壳结构蛋白,包括主要衣壳蛋白 L_1 和次要衣壳蛋白 L_2。L_1 是主要的种特异性抗原,L_2 是型特异性抗原。

3.上游调节区(upstream regulatory region,URR 区)

URR 区又叫长控制区(long controlregion,LCR)或非编码区(noncoding region,NCR),URR 区是 HPV 基因组中变异较大的一个区段,在不同的型别之间存在差异。长约 1 kb,无编码能力,含有一系列调节因子。

(三)病毒复制

复制周期较长。HPV 的主要特点是它的宿主范围极窄,病毒的复制与上皮细胞的分化阶段相关,复制周期受细胞分化状态限制。HPV 基因组含多个启动子,在不同的感染细胞内 RNA 有不同的拼接方式。此外,HPV 基因组是断裂基因,含有内含子和外显子,在 mRNA 的转录后加工过程中,可产生多种不同的 mRNA。HPV 的复制方式独特,皮肤中只有基底层细胞可以分裂增殖,基底层细胞可以向表皮层分化为棘细胞、颗粒细胞、角质层细胞。病毒 DNA 在基底干细胞内呈静息状态,在上皮棘细胞内表达病毒的早期基因,在上皮颗粒细胞的核内表达病毒的晚期基因、合成病毒的结构蛋白,完整的 HPV 病毒体只在终末分化的角质层细胞核内生长。即 HPV DNA 的复制、衣壳蛋白的合成与装配分别在上皮不同的细胞层内进行，所以，HPV不能在体外细胞培养中增殖。

（四）其他

根据HPV DNA的同源性分为型或亚型，目前已发现60多个型别，仍有新型陆续发现。若DNA同源性＜50％，则被认为是不同的型；若DNA同源性＞50％，但限制性内切酶片段不同的称为亚型。HPV具有高度的宿主和组织特异性，对人的皮肤和黏膜上皮细胞具有特殊的亲嗜性，在易感细胞核内增殖形成核内嗜酸性包涵体，使感染细胞转变为空泡细胞。HPV不能在试验动物中增殖，组织培养也未成功。

二、致病性

人是HPV的唯一宿主，传染源主要是患者和病毒携带者。大多通过直接接触感染者的病变部位或间接接触HPV污染的物品而感染，而生殖器的HPV感染主要通过性交传播，少数也可经污染的内裤、浴盆、浴巾、便盆而间接受染。新生儿出生时，可经带病毒的产道感染而患喉部乳头瘤。病变主要发生在喉黏膜和声带，偶可延伸到气管、支气管。HPV感染人的皮肤黏膜，主要引起各种疣状损害，无病毒血症。HPV型别不同，引起的病变不同。跖疣和寻常疣主要由HPV_1、HPV_2、HPV_4型引起；HPV_7型与屠夫寻常疣有关，病变多发生在手上；HPV_3、HPV_{10}型主要引起皮肤扁平疣，病变常见于面部和手背；而HPV_{16}、HPV_{18}型主要感染子宫颈，因机体免疫力降低、局部长期慢性刺激等，病毒基因组可整合到宿主细胞染色体上，与子宫颈癌的发生有密切关系，被认为是与恶性转化有关的高危型别。另外，HPV_{33}型、HPV_{31}型也可引起子宫颈癌；尖锐湿疣多由HPV_6型、HPV_{11}型引起，因其很少引起浸润性癌，故被认为是低危型别。其中HPV_{11}型多见于男性同性恋患者。此外，还发现口腔黏膜白斑与HPV_{16}型、HPV_{11}型感染有关；口腔鳞状细胞癌与HPV_{16}型感染有关。

尖锐湿疣又名生殖器疣，是一种性传播疾病，与生殖器的增生性黏膜损害有关。近年来发病率持续增长，仅次于淋病，位居第二。其中HPV_6、HPV_{11}、HPV_{16}、HPV_{18}型最常见且易于复发。潜伏期数周到数月，平均约为3个月。尖锐湿疣临床表现为生殖器、会阴和肛门部位上皮乳头瘤样增生，多发生在温暖湿润的部位。若生殖道存在其他感染，如阴道滴虫、梅毒、淋病等，则更易发生尖锐湿疣。HIV感染或妊娠时，因机体免疫力下降，可加重HPV感染。尖锐湿疣形态多样，初发为淡红色小丘疹，但可迅速增大，融合成一片。由于局部湿热和慢性刺激，皮疹迅速增大，形成乳头状或菜花状增殖。一般疣体柔软，多充满血管。当疣体表面粗糙、发生破溃感染时可有恶臭。男性好发于阴茎的冠状沟、包皮系带、龟头等处。男性同性恋者常见于肛门及直肠，其肛门疣的发病率是阴茎疣的7倍。女性好发于阴唇、阴蒂、外阴、阴道、子宫颈等部位。

三、微生物学检验

依据典型的临床表现即可诊断。但肉眼观察的生殖道损害与组织学检查结果约有10%不符合。对男性患者，尖锐湿疣需与扁平湿疣、传染性软疣等鉴别；而女性宫颈组织的HPV感染常可导致异型性扁平疣，用醋酸白试验或阴道镜检查，特别是将两者结合起来，将有助于诊断。

(一)标本采集

根据病变部位，采集相应的病损组织用不同的方法做检测。

(二)形态学检查

1.醋酸白试验

可检测临床表现不明显或不典型的HPV感染。用棉拭子蘸5%醋酸涂敷于可疑的病变皮肤上，1分钟后即可观察到病变局部表皮变粗糙，并出现白色丘疹或白斑。如果是肛周皮损则变白时间要更长些，需观察15分钟左右，使用放大镜检查会看得更清楚。醋酸白试验检测HPV感染较为敏感，但因这是一种非特异性检查方法，故有假阳性。

2.细胞学检查

女性宫颈HPV感染，可做宫颈细胞刮片，做巴氏染色，空泡细胞、双核细胞及角化不全细胞等是HPV感染的特征性细胞学改变。此法简便易行。

3.组织病理学检查

所有生殖道异型性病损均应做组织病理学检查，这是确诊尖锐湿疣及排除肿瘤的最佳方法。病变组织制成切片经HE染色后，若发现尖锐湿疣的组织病理学改变，即可诊断。

(三)免疫学检测

临床表现不典型者除应做组织病理学检查外，也可用免疫组化方法检测病变组织中的HPV抗原。

(四)分子生物学检测

因HPV不能体外培养，目前主要采用基因检测法鉴定，是实验室最常用的检查 HPV 感染的方法，它既可对 HPV 感染进行确诊，又能对 HPV 进行分型。主要的方法有斑点杂交法(可检测 50 个 HPV 基因组拷贝)、原位杂交法(每个细胞中含 10～15 个病毒基因拷贝才可检测到)、DNA 印迹法(最可靠的诊断方法)及聚合酶链反应(PCR)。其中，PCR 法可检查 HPV DNA 片段含量很少的标本，而且标本来源不受限制，操作简便、省时，特异性高，是最敏感的检测方法，但易出现假阳性。

第十章 其他微生物检测

第一节 浅部感染真菌检验

浅部感染真菌包括角层癣菌、皮肤癣菌、皮下组织感染真菌3类，其所致感染为皮肤科常见病。

一、角层癣菌

角层癣菌主要寄居于人体皮肤和毛干的最表层，因不接触组织细胞，很少引起宿主组织细胞的炎症反应，即使有也极轻微。临床主要有糠秕马拉癣菌、何德毛结节菌和白吉尔丝孢酵母。

(一)生物学特性

糠秕马拉癣菌具有嗜脂特点，培养时通常在沙氏培养基中加入植物油(如橄榄油、芝麻油、菜油等)。菌落生长较慢，35 ℃培养，3～4天开始生长，20天左右形成乳白色、扁平、直径约为10 mm的酵母型菌落。镜检可见孢子和菌丝，孢子为圆形或卵圆形、厚壁、有时出芽，常成簇分布；菌丝粗短，呈腊肠样。

何德毛结节菌29 ℃培养，在沙氏培养基上生长缓慢，形成绿黑色或灰黑色、扁平或不规则皱褶的菌落。镜检可见深棕色、厚壁的有隔菌丝，有较多的厚壁孢子，有时可见子囊孢子。

白吉尔丝孢酵母29 ℃培养，在沙氏培养基上生长较快，初形成奶酪样淡黄色菌落，后逐渐变为深棕色、中央高起、有皱褶、边缘整齐的菌落。镜检早期为芽生孢子，1～2个月后形成菌丝与厚壁孢子，菌丝可断裂成为卵圆形或长方形的关节孢子，关节孢子可出芽。无子囊和子囊孢子。

(二)致病物质与所致疾病

糠秕马拉癣菌主要寄居在人体皮肤和毛干的最表层，可在健康人皮肤上分离到，为条件致病菌。侵入表皮后，在皮肤角质层外2/3处生长、繁殖，引起一种慢性、无症状或轻微症状的皮肤斑疹，呈灰白色、褐色或淡黄色，上面附着细小糠皮样鳞屑，有时可融合成片，似汗渍斑点，俗称汗斑即花斑癣。皮损最常见于胸、背、臂的上半部皮脂腺丰富部位。病程缓慢，多年不愈，对健康无碍，但影响美观。油性皮肤易感，而且与遗传、免疫缺陷等因素有关，诱发因素为高温多汗。近年大量研究显示，糠秕马拉癣菌还可引起毛囊炎，可能为脂溢性皮炎的重要发病原因之一。

何德毛结节菌引起黑色毛结节癣，多发于热带地区，主要侵犯头发。紧密围绕毛干形成坚硬的棕至黑色小结节，如砂粒，直径在3 mm以下，在同一条发干上可形成多个黑色小结节，大小不一，用手可将结节顺着毛发捋下。感染初发于毛干的毛小皮下，逐渐可使毛干折断。

白吉尔丝孢酵母引起白色毛结节癣，除侵犯毛发外，还可侵犯胡须和阴毛。围绕毛干形成的结节为白色或浅棕色，质地软，体积较小，易于脱落，有时结节融合成鞘状，受累毛发变脆而易于折断。

(三)微生物学检验

1.标本采集

疑似汗斑癣：病损极为表浅，以钝手术刀取材时应尽可能刮取表面皮屑，或用双面胶粘贴于皮肤表面，数分钟后揭下，直接移至载玻片上。有时可借助Wood灯照射呈金黄色荧光处取材。

疑似毛结节癣：取带有结节的病发、胡须。

2.直接显微镜检查

将取材的胶带直接贴于载玻片上镜检或经棉蓝染色或革兰染色后检查，皮屑加10% KOH制片、观察。如果是糠秕马拉癣菌感染，可找到弯曲或弧形的菌丝及圆形或卵圆形孢子。病发置载玻片上，加10% KOH微加温使角质溶解，直接镜检或棉蓝染色后镜检。何德毛结节菌引起的感染可见：菌丝分枝、棕色，菌丝分隔形成关节孢子，并可见子囊，每个子囊内含2～4个新月形子囊孢子。白吉尔丝孢酵母引起的感染可见：菌丝淡绿色，与毛干垂直，分裂为圆形、卵圆形或长方形的孢子，无子囊及子囊孢子。

3.分离培养

疑似花斑癣的鳞屑标本接种于含氯霉素、放线菌酮及植物油的沙氏培养基上，35 ℃培养，观察菌落。疑似毛结节癣的病发接种于含放线菌酮的沙氏培养基上，29 ℃培养，观察菌落。

4.鉴定

糠秕马拉癣菌的主要特征是病损皮屑 Wood 灯照射呈金黄色荧光，嗜脂性生长，酵母型菌落，腊肠样菌丝，厚壁孢子。根据病发上结节的颜色、硬度、大小，即可对何德毛结节菌和白吉尔丝孢酵母初步诊断，直接镜检看到子囊或子囊孢子，可确定为何德毛结节菌。

（四）药物敏感性试验

糠秕马拉癣菌对外用药物敏感，临床常用药为克霉唑、益康唑、咪康唑等。对于何德毛结节菌和白吉尔丝孢酵母引起的毛结节癣，最简单的治疗是将病毛剃光，也可局部外涂氯化汞、复方苯甲酸软膏、硫黄软膏或甲醛（福尔马林）溶液。

二、皮肤癣菌

皮肤癣菌是寄生于皮肤浅层角蛋白组织中引起皮肤浅部感染的真菌，又称皮肤丝状菌。仅侵犯角化的皮肤、毛发和指（趾）甲等部位，共有 45 种，其中对人有致病作用的 20 余种。皮肤癣菌按菌落特征及大分生孢子的形态分为毛癣菌属、表皮癣菌属和小孢子癣菌属。

（一）生物学特性

1.毛癣菌属

该属约有 20 种，对人致病的有 13 个种。常见的有红色毛癣菌、紫色毛癣菌、须癣毛癣菌、断发毛癣菌和许兰毛癣菌。在沙氏培养基上菌落呈绒毛状、粉末状或蜡状。菌落颜色为灰白、红、橙或棕色。镜检可见细长、薄壁、棒状大分生孢子，葡萄状或梨状小分生孢子，螺旋状、球拍状、鹿角状或结节状菌丝。

2.表皮癣菌属

本菌属只有絮状表皮癣菌对人致病。在沙氏培养基上菌落初呈白色绒毛状，后转变为黄绿色粉末状。镜检可见卵圆形或粗大的棒状（杵状）薄壁大分生孢子，球拍状菌丝，无小分生孢子。在陈旧培养物中可见厚壁孢子。

3.小孢子癣菌属

该属约有 18 个种，其中 13 个种对人致病。在我国以铁锈色小孢子菌、犬小孢子菌等为多见。在沙氏培养基上为灰色、橘红色或棕黄色，绒毛状至粉末状的菌落。镜检可见厚壁纺锤形大分生孢子，卵圆形小分生孢子，梳状、结节状和球拍状的菌丝。

（二）致病物质与所致疾病

皮肤癣菌具有嗜角质蛋白的特性，其侵犯部位只限于角化的表皮、毛发和指

(趾)甲,真菌的增殖及其代谢产物可刺激宿主引起组织反应而发生红斑丘疹、水疱、鳞屑、断发、脱发和甲板改变等。皮肤癣菌属接触传染,按其侵犯部位不同,临床可分为头癣、体癣、股癣、手癣、足癣和甲癣。一种菌可引起多种病变,同一部位的病变可由不同的癣菌引起。皮肤癣菌均可引起皮肤损害,甲癣可由毛癣菌属和表皮癣菌属引起(小孢子癣菌不侵犯甲板),头癣可由毛癣菌属和小孢子癣菌属引起(表皮癣菌不侵犯毛发)。我国以红色毛癣菌为最多,其次为紫色毛癣菌、须癣毛癣菌、絮状表皮癣菌。

(三)微生物学检验

1.标本采集

采集患者的皮屑、甲屑、病发、脓痂等标本,采集的标本放于清洁纸袋。

2.直接显微镜检查

皮屑标本用10%KOH,甲屑用25%KOH或25%NaOH含5%甘油处理后制成涂片。皮屑、甲屑镜检可见有隔菌丝或成串孢子,病发可见发内孢子或发外孢子。

3.分离培养

皮屑、甲屑和病发用70%乙醇或在青、链霉素混合液内浸泡5分钟,取出用生理盐水洗3次,然后接种沙氏培养基,29 ℃培养,每周观察菌落生长情况,直至第四周。

4.鉴定

皮肤癣菌的鉴定主要依据菌落特征,镜检特点,尤其是大分生孢子形状及特殊形状菌丝,必要时辅以鉴别试验。

(四)药物敏感性试验

对于大多数皮肤癣菌感染,通常采取外用抗真菌药物治疗,对一些耐药或组织广泛受累的病例需要全身性治疗。咪唑类(伊曲康唑、氟康唑、咪康唑、克霉唑、益康唑、酮康唑)是临床常用药物,环吡酮胺、萘替芬或特比萘芬有很好治疗效果。

三、皮下组织感染真菌

引起皮下组织感染的真菌主要有着色真菌和孢子丝菌。这些菌广泛存在于土壤、腐木、农作物、柴草、花卉等,常因外伤时乘机植入引起感染。侵入人体后,在真皮深层、皮下组织生长繁殖,感染一般仅限于局部,亦可缓慢向周围组织扩散。

(一)着色真菌

着色真菌是一类在人工培养基上形成黑色菌落,不论更换培养基还是多次传代培养其黑色特征不变的真菌。属于半知菌亚门、丝孢菌纲、丝孢菌目、暗色孢科。主要病原菌有裴氏着色真菌、紧密着色真菌、卡氏枝孢霉和疣状瓶霉等,在我国以卡氏枝孢霉为最多,其次为裴氏着色真菌。

1.生物学特性

着色真菌的孢子和菌丝的壁具有黑色素颜色,其细胞多呈淡褐色至深褐色。着色真菌菌丝短粗、分枝、分隔,呈棕色。分生孢子梗自菌丝侧面和顶端形成。有如下 3 种类型。①树枝型:菌丝末端有分生孢子柄,柄端分叉长出孢子;②剑顶型:围绕菌丝末端或菌丝横隔处长有一圈分生孢子;③花瓶型:在菌丝分隔处长出花瓶状的分生孢子柄,在瓶口长出成丛的小分生孢子。

卡氏枝孢霉在沙氏培养基上形成扁平菌落、中央稍高起,有灰黑色短而密的气生菌丝,背面黑色。镜下主要为树枝型分生孢子梗,分生孢子卵圆形、大小相等,排列成向顶性的多分枝孢子链。

裴氏着色真菌在沙氏培养基上生长缓慢,菌落绒毛状,表面平或中央高起,有时有皱褶或放射状沟纹,暗棕色至黑色,背面黑色。镜下可见 3 型分生孢子梗,分生孢子为圆形或卵圆形。

紧密着色真菌在沙氏培养基上形成中央高起的菌落,表面有绒毛状气生菌丝,绿黑色至深棕色,背面黑色。镜下以树枝型分生孢子梗为主,球形或卵圆形的分生孢子排列紧密似球状,不排列成链状,不易分散。

疣状瓶霉在沙氏培养基上形成中央高起、羊毛状菌落,褐色至橄榄灰色,边缘黑色成环状。背面黑色。镜下可见花瓶型分生孢子梗,顶端喇叭状,分生孢子呈卵圆形。

2.致病物质与所致疾病

着色真菌在患者外伤后感染,潜伏期约 1 个月,有的可达数月至 1 年。皮肤外伤处开始为小丘疹,有鳞屑,皮损以乳头瘤状赘生物损害为主,形成疣状结节、斑块、溃疡瘢痕。病程呈慢性经过,长达数年。严重时,原病灶结疤愈合,新病灶又在四周产生,日久瘢痕广泛,影响淋巴回流,形成肢体象皮肿。免疫功能低下时可侵犯中枢神经系统或经血流扩散。我国不少省市均有散发或流行,多见于经常接触腐朽树木、泥土的人群。皮损好发于身体暴露部位,尤其是手及前臂等处。

3.微生物学检验

(1)标本采集:采集有皮损部位的鳞屑、分泌物、脓液、痂皮等。

(2)直接显微镜检查:标本用 10%～20% KOH 溶液处理后镜检,可见单个或成群的棕色、厚壁孢子,有时可见到棕色有隔菌丝。从乳头状增殖的病损部位挤压出的分泌物镜检阳性率最高。

(3)分离培养:将标本接种沙氏培养基,29 ℃培养,生长缓慢。菌落从灰黑色至黑色,有气生菌丝。

(4)鉴定:着色真菌的鉴定主要根据菌落特点、镜下分生孢子梗类型及分生孢子特点。必要时可做明胶液化试验、淀粉水解试验和硝酸盐同化试验等。

4.药物敏感性试验

对着色真菌病的药物治疗包括系统用药及外用药,以伊曲康唑、特比萘芬最为常用,其次为酮康唑和氟康唑。本病较顽固难治,常迁延不愈可达数十年,需要坚持长时间、足量用药。

(二)孢子丝菌

孢子丝菌属半知菌亚门、丝孢菌纲、丝孢菌目、丛梗孢科。主要病原菌为申克孢子丝菌。

1.生物学特性

申克孢子丝菌是双相型真菌。在自然环境中或在沙氏培养基上 25～28 ℃培养时菌落呈霉菌型(菌丝相),而在组织内或营养丰富的培养基上 37 ℃培养时菌落呈酵母型(组织相)。菌丝相可见菌丝两侧呈直角伸出细长分生孢子梗,末端长出成群梨状小分生孢子,呈梅花瓣样排列,有的孢子沿菌丝两侧呈袖套状排列。组织相则可见卵圆形小体、芽生孢子,在组织内常位于中性粒细胞或单核细胞内,偶见菌丝。

在沙氏培养基上 29 ℃培养,2～3 天开始生长,初形成白色、湿润的酵母样菌落,不久颜色加深,变为淡咖啡色至黑褐色。中央有少许皱褶,表面有灰白色短绒状菌丝,周围菌丝放射状,并形成淡色和深色相间的同心环。镜检可见菌丝相。

在脑心浸液琼脂培养基上 35 ℃培养,可形成灰色酵母样菌落。镜检可见革兰阳性、卵圆形或梭形孢子。

2.致病物质与所致疾病

申克孢子丝菌主要经微小创面侵入皮肤,创口局部出现炎症性小结节,逐渐形成炎症性斑块或增生性糜烂。也可沿淋巴管分布,引起亚急性和慢性肉芽肿,使淋巴管形成几个至几十个串珠状的链状硬结,称为孢子丝菌性下疳。申克孢子丝菌偶有经呼吸道吸入,引起气管、肺孢子丝菌病,并可沿血行播散至其他器官。申克孢子丝菌感染所致的孢子丝菌病遍布于全世界,但以湿度较高的地方偏多。值得注意的是该病为人、畜共患性疾病,在动物的皮损和皮毛中可分离出本菌,猫狗咬抓、家禽啄蹬、昆虫叮咬等也可使人感染。

3.微生物学检验

(1)标本采集:病变处采集溃疡的渗出液、脓液、痂皮、组织块、脓疡或囊肿的穿刺液等。

(2)直接显微镜检查:取患者标本做涂片,革兰染色或 PAS 染色后,显微镜下可见革兰阳性或 PAS 阳性卵圆形或梭形孢子位于巨噬细胞或中性粒细胞内外,注意与组织结构相区别。

(3)分离培养:将标本接种于沙氏培养基上 29 ℃培养,观察丝状菌落;接种于脑心浸液琼脂培养基上,37 ℃培养,观察酵母型菌落。

(4)鉴定:申克孢子丝菌主要特征有双相菌,花瓣样排列的小分生孢子,能耐受放线菌酮(0.5 mg/mL)。

(5)血清学鉴定:检测患者血清中抗体,若抗体效价>1∶320 有诊断意义。

(6)动物试验:将标本接种小白鼠腹腔内,2 周内可在腹膜、肠系膜上形成肉芽肿。取病变组织做病理检查,可见 HE 阳性的卵圆形或梭形孢子,也可培养后进一步鉴定。

4.药物敏感性试验

碘化钾为首选药物,伊曲康唑、氟康唑、酮康唑、两性霉素 B、5-氟胞嘧啶等药物治疗本病有效。

第二节　深部感染真菌检验

深部感染真菌因常引起全身性感染又称为系统性感染真菌,包括致病性真菌和条件致病性真菌两类。致病性真菌主要有荚膜组织胞浆菌、球孢子菌、副球孢子菌和芽生菌。此类真菌在正常人体内不存在,一旦侵入机体即可致病。在临床上比较少见,一般呈地方性流行。条件致病性真菌主要有假丝酵母、隐球菌、曲霉、毛霉、卡氏肺孢子菌(*Pneumocystis carinii*,PC)和马内菲青霉等。此类真菌属于人体正常菌群,通常情况下不致病,只有在菌群失调、免疫力低下等一定条件下才会致病,它是目前临床上深部真菌感染最常见的病原菌,且呈增长趋势。

一、假丝酵母属

假丝酵母俗称念珠菌,属于半知菌亚门、芽孢菌纲、隐球酵母目、隐球酵母科。本属菌有81个种,其中11种对人致病。白假丝酵母、热带假丝酵母、克柔假丝酵母、光滑假丝酵母、星形假丝酵母、克菲假丝酵母、近平滑假丝酵母、吉力蒙假丝酵母、维斯假丝酵母、葡萄牙假丝酵母、都柏林假丝酵母等,其中以白假丝酵母为最常见的致病菌,其次为热带假丝酵母、克柔假丝酵母等。

(一)生物学特性

白假丝酵母也称白色念珠菌,呈圆形或卵圆形,直径为3～6 μm,革兰染色阳性,但着色不均匀。以出芽方式繁殖,形成的芽生孢子可伸长成芽管,不与母细胞脱离而发育成假菌丝。在病灶材料中常见长短不一、不分枝的假菌丝。白假丝酵母在普通琼脂、血琼脂和沙氏培养基上均生长良好。需氧,29 ℃或35 ℃下2～3天即可形成表面光滑、灰白色或奶油色的典型酵母样菌落。在含有吐温-80的玉米粉培养基上可形成假菌丝和厚膜孢子。白假丝酵母在含有0.05%氯化三苯基四氮唑(TZC)的培养基上,29 ℃培养48小时,培养基不变色,而其他假丝酵母可使培养基变为红色,热带假丝酵母最明显,呈深红色或紫色。将白假丝酵母置于动物或人血清中,37 ℃孵育1～3小时,白假丝酵母可由孢子长出短小的芽管。因其他假丝酵母一般不形成芽管,故常以此试验与之鉴别。

热带假丝酵母菌体卵圆形,可见芽生孢子及假菌丝,菌丝上芽生孢子可产生分支或呈短链状。在沙氏培养基上形成米色或灰色的酵母样菌落,有时表面有皱褶。

(二)致病物质与所致疾病

白假丝酵母最重要的毒力因素就是对机体上皮细胞的黏附和随后形成的假菌丝及产生的胞外蛋白酶(天门冬氨酸蛋白酶)。可侵犯人体许多部位如皮肤、黏膜、肠道、肺、肾、脑等,严重时可引起全身感染,常见白假丝酵母感染:①皮肤假丝酵母病,好发于皮肤潮湿、皱褶处、腋窝、腹股沟、乳房下、肛门周围及甲沟和指间;②黏膜假丝酵母病以鹅口疮、口角炎、外阴及阴道炎最多见;③内脏假丝酵母病可由黏膜皮肤等处病菌播散引起,如肺炎、肠胃炎、肾盂肾炎、心内膜炎、脑

膜炎、脑炎等，偶尔也可发生败血症。

热带假丝酵母可引起皮肤、黏膜和内脏假丝酵母病。不仅在黏膜细胞上增殖引起感染，而且其产生的毒素可引起变态反应，产生的水解酶类引起组织损伤，重者可导致患者死亡。

白假丝酵母和热带假丝酵母广泛存在于自然界，通常作为正常菌群存在于人体表和与外界相通的腔道中，当机体抵抗力低下或菌群失调时可导致感染。近年来由于抗菌药物、激素和免疫抑制剂在临床上的大量使用，其引起的感染日益增多。

(三)微生物学检验

1.标本采集

采集分泌物、痰、粪、尿、血或脑脊液等标本。

2.直接显微镜检查

取标本直接涂片、革兰染色，镜下可见革兰染色阳性、着色不均匀的圆形或卵圆形菌体及芽生孢子和假菌丝，这是假丝酵母感染诊断的重要依据。

3.分离培养

将标本接种在沙氏培养基上，29 ℃或 35 ℃培养 1～4 天后，培养基表面可出现酵母样型菌落。

4.鉴定

假丝酵母的共同特征是芽生孢子和假菌丝，酵母样菌落。鉴定白假丝酵母除必须具备以上特征外还应有体外血清中形成芽管，玉米粉培养基中产生厚膜孢子，在含 TZC 的培养基中生长不使培养基变色。另外，根据假丝酵母对糖类的发酵和同化能力的不同可以进行种间鉴别。

目前，临床用商品化的产色培养基如科码嘉假丝酵母显色培养基可快速鉴定白假丝酵母和其他假丝酵母。其原理是假丝酵母可通过其自身特殊的酶和培养基里的底物作用产生明显的菌落颜色，结合菌落的形态，可以互相区别。培养基主要成分为蛋白胨、产色混合物、琼脂和抗生素，产色混合物主要提供酶的分解底物。将假丝酵母接种于显色培养基上，30 ℃培养 48～72 小时，根据菌落颜色即可鉴别。

5.血清学鉴定

用特异性抗体血清或单克隆抗体进行玻片凝集试验可以鉴别假丝酵母。

6.核酸检测

通过 PCR 扩增假丝酵母特异性 DNA 片段后以分子探针检测，具有较好的敏感性和特异性。

7.动物试验

将假丝酵母悬液 1 mL 注射于家兔耳静脉或注射 0.2 mL 于小白鼠尾静脉，观察 5～7 天，注意动物是否死亡。剖检时如发现脏器有多种小脓肿，即为白假丝酵母感染，其他假丝酵母对动物无致病性。

在进行白假丝酵母和热带假丝酵母鉴定时，应结合临床情况进行判断，从无菌部位如血液或脑脊液中分离出常提示肯定的感染，但对来自脓痰或尿的标本应谨慎解释结果，单靠一次培养阳性往往不能确定诊断，需重复 3 次以上，以保证检测的准确性。

(四)药物敏感性试验

两性霉素 B、制霉菌素、5-氟胞嘧啶具有较好的抗菌活性，常作为临床治疗的首选药物。益康唑、咪康唑、酮康唑、氟康唑等有耐药菌株出现。

二、隐球菌

隐球菌于 1894 年在法国被发现。隐球菌属有 17 个种和 7 个变种，只有3 种有致病性，其中新生隐球菌是最主要的致病菌。新生隐球菌广泛分布于自然界，是土壤、牛乳、水果等的腐生菌，也可存在于人体表、口腔和肠道中。在鸽粪中大量存在，通过吸入鸽粪污染的空气而感染，特别是一些免疫低下者易感。

(一)生物学特性

新生隐球菌在组织中呈圆形或卵圆形，直径一般为 4～6 μm，菌体外有宽厚荚膜，荚膜比菌体大1～3 倍，折光性强，一般染色法不易着色而难以发现而得名。常用墨汁负染色法，在黑色背景下可镜检到透亮菌体和宽厚荚膜，非致病性隐球菌无荚膜。常见出芽现象，但不生成假菌丝。

新生隐球菌在沙氏培养基上、25 ℃及 37 ℃均能生长，形成酵母型菌落，初呈白色，1 周后转淡黄或浅褐色、湿润黏稠，状似胶汁。非致病性隐球菌 37 ℃不生长。

新生隐球菌分为两个变种，每个变种又分为两个血清型：①新生隐球菌新生变种，血清型为 A、D；②新生隐球菌格特变种，血清型为 B、C。此外，我国还发现了新生隐球菌上海变种。临床常见新生隐球菌感染主要是 A 型。

(二)致病物质与所致疾病

新生隐球菌新生变种的自然栖身处主要在干燥陈旧的鸽粪中及鸟粪污染的

土壤中，格替变种的自然栖息处为一种桉树。本菌属外源性感染，经呼吸道侵入人体，由肺经血行播散时可侵犯所有脏器组织，主要侵犯肺、脑及脑膜，也可侵犯皮肤、骨和关节。新生隐球菌病好发于细胞免疫功能低下者，如 AIDS、恶性肿瘤、糖尿病、器官移植及大剂量使用糖皮质激素者。因此，临床上隐球菌性脑膜炎常在系统性红斑狼疮、白血病、淋巴瘤等患者中发生。近 20 年来，隐球菌的发病率不断升高。

(三)微生物学检验

1.标本采集

临床常见标本为脑脊液、痰液、骨髓等。

2.直接显微镜检查

用患者脑脊液做墨汁负染色检查，可见透亮菌体，内有一个较大的反光颗粒和数个小的反光颗粒及出芽现象，菌体外有透明的宽厚荚膜。该方法是诊断隐球菌脑膜炎最简便、快速的方法。常规细胞染色可发现隐球菌，PAS 染色后新生隐球菌呈红色。用氢氧化钾涂片可见发芽的菌体，不能看见荚膜，需与淋巴细胞、脓细胞等鉴别。

3.分离培养

将标本接种在沙氏培养基，置 25 ℃和 37 ℃培养，病原性隐球菌均可生长，而非病原性隐球菌在 37 ℃时不生长。培养 2～5 天形成酵母型菌落。

4.鉴定

新生隐球菌的主要特征是墨汁负染见到宽厚荚膜，37 ℃培养生长良好，酵母型菌落，脲酶试验阳性，能同化葡萄糖和麦芽糖但不能发酵，同化肌酐(非致病菌不能)。

5.酚氧化酶试验

酚氧化酶是新生隐球菌区别于其他隐球菌的特有的酶，是含铜的末端氧化酶，能催化单酚羟基化为二酚，进一步将其氧化成醌，而醌在非酶促条件下自氧化生成黑色素。将新生隐球菌接种于 *L*-多巴枸橼酸铁和咖啡酸培养基中，经 2～5 天培养，新生隐球菌形成棕黑色菌落。

6.抗原检测

利用单克隆抗体，直接或通过乳胶凝集试验、ELISA 等免疫学方法检测新生隐球菌荚膜多糖特异性抗原，已成为临床的常规诊断方法，其中以乳胶凝集试验最为常用。

7.核酸检测

核酸检测为诊断隐球菌病提供了新的有效方法。临床标本可用痰液、支气管吸出物等,核酸检测方法有探针杂交法、PCR 扩增法等。

8.动物试验

小鼠对新生隐球菌敏感,注入腹腔、脑或静脉内,小鼠在 1～3 周间死亡。而其他非致病性隐球菌不致病。

(四)药物敏感性试验

新生隐球菌药物敏感性试验常规药物选用两性霉素 B、氟胞嘧啶、制霉菌素、咪康唑、益康唑和酮康唑等。两性霉素 B、5-氟胞嘧啶敏感性较高,而对益康唑和酮康唑部分表现为耐药。氟康唑和伊曲康唑等新的高效抗真菌药物也有很好的治疗效果。

三、曲霉

曲霉广泛分布于自然界,如土壤、腐败有机物、粮食和饲料等,有时也存在于正常人体的皮肤和黏膜表面。曲霉种类繁多,达 900 余种,分为 18 个群,其中大多数曲霉只发现了无性阶段,它们归属于半知菌亚门、丝孢菌纲、丝孢菌目、丛梗孢科,少数种具有性阶段,归入子囊菌亚门、不整子囊菌纲、散囊菌目、散囊菌科。其中对人致病的曲霉主要有烟曲霉、黄曲霉、黑曲霉、土曲霉和构巢曲霉,临床上以烟曲霉最为常见。

曲霉是发酵工业的重要菌种,应用其糖化作用和分解蛋白质的能力制曲、酿酒、造酱。医药工业利用曲霉生产抗生素、酶制剂及柠檬酸、葡萄糖酸等有机酸等。曲霉也是引起食物、药品霉变的常见污染菌。

(一)生物学特性

曲霉属具有特征性结构。曲霉菌丝为分枝状有隔菌丝,部分营养菌丝可分化出肥厚而膨大的足细胞,并向上生长出直立的分生孢子梗。分生孢子梗大都无横隔,梗的顶端膨大形成顶囊。在顶囊上生出一层或二层小梗(单层小梗又称为瓶梗),双层时下面一层为梗基,每个梗基上再着生两个或几个小梗(瓶梗)。瓶梗成熟后在其顶端形成孢子并逐个外推,最后形成不分枝的分生孢子链。由顶囊、小梗及分生孢子链构成一个头状体的结构,称为分生孢子头。有的种能产生闭囊壳,闭囊壳是曲霉的有性生殖器官,其壁薄,由一层或多层多角形细胞构成,不同种具有不同的颜色和形状。

曲霉在沙氏培养基上发育良好,25 ℃或 37 ℃均能生长,48 小时后即有大量菌丝和分生孢子头出现。菌落初为白色，不久颜色加深，由于产生分生孢子而形成各种曲霉固有的颜色。颜色特征较稳定，是曲霉分类的主要依据之一。取菌丝乳酸酚棉蓝染色，镜检可观察到分生孢子头、分生孢子梗、顶囊、小梗、分生孢子等。随着曲霉种类不同，其培养特点及镜下形态特征也不一样。

(二)致病物质与所致疾病

曲霉是条件致病菌，在人体免疫功能降低时继发感染引起疾病，如长期使用广谱抗生素、免疫抑制剂、肾上腺皮质激素，放射治疗（简称放疗）、化学治疗（简称化疗），各种恶性肿瘤、糖尿病、AIDS等可诱发曲霉病。曲霉可侵犯机体许多部位，尤其是呼吸系统，引起肺曲霉病。曲霉可局限在肺内感染也可播散到其他器官，甚至引起全身眭感染。曲霉还可诱发超敏反应，引起过敏性支气管肺曲霉病。有些曲霉可产生毒素引起食物中毒，有的毒素如黄曲霉毒素、杂色曲霉素有致癌作用，特别是黄曲霉毒素与人类原发性肝癌的发生密切有关。

(三)微生物学检验

1.标本采集

标本主要有痰液、脓液、分泌物、皮屑、耵聍、尿、粪便等。

2.直接显微镜检查

标本用氢氧化钾涂片，镜检可见分枝有隔菌丝，有时可见分生孢子梗、顶囊及小梗。若为有性期感染，可见到闭囊壳。

3.分离培养

标本接种沙氏培养基，25 ℃或37 ℃培养，观察菌落特征，尤其是颜色的变化。

4.鉴定

曲霉的鉴定主要依据菌落质地、颜色，显微镜检查所见。①分生孢子头形状；②分生孢子梗：颜色、表面粗糙或光滑；③顶囊：形态、梗占据顶囊表面积的大小；④小梗：单层还是双层；⑤分生孢子：表面是否光滑及有无纹饰；⑥有无闭囊壳。

5.抗原检测

用竞争性ELISA测定患者血清中曲霉抗原，简单快速。

6.抗体检测

常用免疫扩散、对流免疫电泳、ELISA及间接免疫荧光法等检测患者血清中抗曲霉抗体。菌丝和培养滤液可作抗原。

7.皮肤试验

对过敏性支气管肺炎患者可用曲霉抗原提取液做皮试。

(四)药物敏感性试验

常用治疗药物有制霉菌素、两性霉素 B、伊曲康唑、伏利康唑等。

四、毛霉目真菌

毛霉目真菌广泛分布于土壤、粪和其他腐败有机物上，少数为寄生菌，可引起人和动物感染称毛霉病。毛霉目真菌属于接合菌门、接合菌纲，其中引起毛霉病的共计 7 科、12 属，主要是毛霉科中的根霉属、梨头霉属、毛霉属、根毛霉属等，其中以根霉属最常见。

(一)生物学特性

毛霉目真菌能进行有性繁殖产生接合孢子和无性繁殖产生孢子囊孢子，菌丝较宽，常无分隔。有的菌丝在培养基表面横向生长，称为匍匐菌丝，其产生的假根伸入培养基内。孢子囊梗直接由菌丝长出，顶端形成孢子囊，内生孢子囊孢子。孢子囊内有球形或近球形的囊轴，囊轴基部与孢囊梗相连处成囊托。根霉、梨头霉、毛霉及根毛霉都有各自的特征。

毛霉目真菌在沙氏培养基上生长快，菌落表面棉絮状或羊毛状，初为白色逐渐变为灰色、灰褐色或其他颜色，顶端有黑色小点。取菌丝乳酸酚棉蓝染色，镜检可观察到菌丝、孢囊梗、孢子囊、孢子等，随种类不同有其各自特征(表 10-1)。

表 10-1 毛霉目主要真菌特征

毛霉目	培养	镜检	致病性
根霉属	初为白色、逐渐变为烟灰色至黑灰色，棉絮状	无隔菌丝；有匍匐菌丝和假根，假根由匍匐菌丝产生，孢囊梗与假根相对，多为束生、不分枝；孢子囊球形，囊轴近球形，有囊托；孢子囊孢子近球形、卵圆形或不规则形，表面有棱角或线状条纹	常见致病菌有少根根霉(米根霉)、葡枝根霉(黑根霉)、同宗根霉、须状根霉、小孢根霉、寡孢根霉。临床最常见，65%的毛霉病和 90%的鼻脑感染病例由此菌引起
根毛霉属	菌落灰色或橄榄色棉絮状	无隔菌丝；有匍匐菌丝和假根，但假根小，分枝少，假根与孢囊梗不对称。孢囊梗自匍匐菌丝或气生菌丝长出，呈总状或假单轴样分枝；孢子囊球形，囊轴多种形态，无囊托；孢子囊孢子球形或不规则	常见致病菌有肿梗根毛霉、微小根毛霉、多变根毛霉原变种、较规则多变根毛霉等

续表

毛霉目	培养	镜检	致病性
犁头霉属	菌落初为白色、渐变为青褐色或深灰色，羊毛状	无隔菌丝；有假根和匍匐菌丝，孢囊梗从两处假根中间的匍匐菌丝长出，不与假根对应，常 2～5 成束，呈伞形花状；孢子囊呈梨形，囊轴圆锥形，囊托呈漏斗状；孢子囊孢子卵圆形	常见致病菌有蓝色梨头霉、伞枝梨头霉、透孢犁头霉等
毛霉属	菌落初为白色、转呈灰褐色，棉絮状	无隔菌丝；无匍匐菌丝及假根，包囊梗直接由菌丝体长出，单生或分枝；孢子囊球形，囊轴多种形态，无囊托。孢子囊孢子球形、椭圆形或其他形状	常见致病菌有总状毛霉、鲁氏毛霉、卷曲毛霉、冻土毛霉

（二）致病物质与所致疾病

毛霉目真菌为条件致病菌，正常人体极少感染，但免疫功能低下者易感染。依据临床表现分为以下几种。

1.鼻脑毛霉病

由毛霉从鼻腔、鼻旁窦沿小血管到达脑部，引成脑膜炎、脑血栓及脑坏死。

2.肺毛霉病

原发性为吸入毛霉孢子所致，继发性为吸入鼻脑毛霉病患者的分泌物所致；主要表现为肺特异性进行性支气管炎和肺炎，亦有肺梗死及血栓形成。

3.消化道毛霉病

病变可累及食管、胃、回肠、直肠等，表现为腹痛、腹泻、血便、呕咖啡样血等。

4.皮肤毛霉病

因外伤、手术或使用污染的包扎物引起的原发性感染，临床表现为丘疹、斑块、脓疱、溃疡、溃烂、坏死等。由其他部位毛霉病播散引起的继发性感染，表现为结节、溃疡、坏死等。临床上常见的是鼻脑毛霉病。本菌感染发病急、病情进展快、病死率极高。

（三）微生物学检验

1.标本采集

采集皮屑、脓液、血液、痰、尿、鼻窦抽取物、活体组织等标本。

2.直接显微镜检查

标本用氢氧化钾直接涂片检查，可见粗大无隔菌丝，偶见孢子囊及孢子囊梗。

3.分离培养标

本接种于沙氏培养基上，25℃或37℃培养，观察菌落。

4.鉴定

毛霉目真菌鉴定依据：①菌落形态、色泽；②有无假根和匍匐菌丝；③分生孢子梗着生位置及分枝状态；④孢子囊形态；⑤有无囊轴、囊托及其形状；⑥有无接合孢子及其特点。

（四）药物敏感性试验

两性霉素B为治疗毛霉病的首选药物。

五、卡氏肺孢子菌

由于卡氏肺孢子菌具有包囊、滋养体两种形态，且抗原虫药物对卡氏肺孢子菌有效，过去一直将其归为原虫，称为卡氏肺孢子虫。但近年来分子生物学研究发现：包囊壁结构与真菌相似；卡氏肺孢子菌线粒体的16 S和5 S核糖体RNA的核苷酸序列与真菌有更多的同源性；卡氏肺孢子菌的二氢叶酸还原酶和胸腺嘧啶合成酶的结构与真菌相似；故将卡氏肺孢子菌归属于真菌。但由于抗真菌药物对卡氏肺孢子菌治疗无效，故有的学者提出将其归为类真菌。

（一）生物学特性

卡氏肺孢子菌生活史有包囊和滋养体两种形态。包囊为感染型，分为成熟包囊和未成熟包囊。成熟包囊的包囊壁较厚，直径为6～8 μm，呈圆形、椭圆形、瓢形，包囊内含8个囊内小体，大小为1.0～1.5 μm，呈球形、半月形或阿米巴形，排列呈玫瑰花状或不规则形，单个核。未成熟包囊大多为椭圆形，3～5 μm，囊内核1～8个。滋养体为繁殖型，壁较薄，单个核，形态不规则，直径为2～5 μm，吉姆萨染色后胞质呈蓝色，核呈紫红色，呈二分裂繁殖。

（二）致病物质与所致疾病

卡氏肺孢子菌广泛分布于自然界，主要经空气传播，健康人多为隐性感染，不引起任何症状。本病多见于两种人：一种是婴幼儿、早产儿和营养不良者，另一种是任何年龄的先天性免疫缺陷者或大量应用免疫抑制剂和长期接受放疗的患者，尤其是AIDS患者。卡氏肺孢子菌可以引起卡氏肺孢子菌性肺炎（PCP），其典型病变为肺泡间质浆细胞浸润。卡氏肺孢子菌病是AIDS最常见、最严重的机会感染性疾病，病死率高达70%～100%。

(三)微生物学检验

1.标本采集

标本主要为痰液、气管抽吸物、肺穿刺及开胸取肺组织等。

2.直接显微镜检查

标本用吉姆萨染色,在显微镜下可见包囊内的8个囊内小体,囊内小体的胞质呈浅蓝色,1个核呈紫红色,可以此作为确诊依据。

3.分离培养

卡氏肺孢子菌在人工合成培养基上不能生长,目前均采用动物如大鼠、小鼠等进行培养。待感染小鼠出现消瘦、精神萎靡、反应迟钝、呼吸急促、厌食、体毛蓬松等明显症状后,将小鼠处死解剖,取出肺组织做印片,吉姆萨染色后镜检,可见较多圆形或椭圆形的成熟包囊。

4.鉴定

显微镜检查看到典型包囊,结合临床表现即可做出诊断。但直接镜检标本敏感性较低,因此,镜检阴性可借助其他方法进一步确定。

5.核酸检测

主要有PCR法和探针杂交法。痰、支气管肺泡灌洗液、肺组织、血液标本均可运用PCR法,扩增卡氏肺孢子菌线粒体中5S rDNA和16S rDNA。应用克隆化的卡氏肺孢子菌DNA片段作为诊断性探针,可用于肺的各种标本和外周血标本检测。

目前针对卡氏肺孢子菌线粒体中的5S rDNA和16S rDNA已扩增成功。

6.抗原检测

用单克隆抗体检测患者血清中卡氏肺孢子菌抗原,有较好的敏感性和特异性。

7.抗体检测

用IFA、ELISA、CFT检测人群血清中卡氏肺孢子菌抗体,主要用于流行病学调查,临床诊断价值不大。

临床上凡是遇到任何免疫低下或严重营养不良患者伴有不可解释的肺炎时,均应疑及本病。

(四)药物敏感性试验

此菌对多种抗真菌药物均不敏感,治疗常用复方磺胺甲噁唑、氨苯砜、戊胺脒、羟乙基磺酸喷他脒及三甲曲沙等,其中戊胺脒及羟乙基磺酸喷他脒疗效最好。

六、马内菲青霉

马内菲青霉在1956年从越南中华竹鼠的肝脏中首次被发现，1959年正式命名。1973年在美国首次发现临床病例，普遍认为竹鼠是马内菲青霉的天然宿主，通过粪便排出该病原菌而污染环境，引起人的感染。东南亚和我国南部有马内菲青霉病的流行区域。马内菲青霉属于半知菌亚门、丝孢菌纲、丝孢目、丛梗孢科、青霉属，是唯一的温度依赖双相型青霉。在自然界中以菌丝形式存在，在组织中则形成圆形或椭圆形细胞。

(一)生物学特性

马内菲青霉是一种双相菌，即在25 ℃时为菌丝相，在37 ℃时为酵母型。在沙氏培养基上25 ℃生长缓慢，3～4天开始生长。菌落初为灰白色膜状或淡黄色绒毛样，2周后菌落呈棕红色蜡样、有皱褶，并有白色绒毛样菌丝。产生的红色色素将整个培养基染成玫瑰红色。镜检可见分枝、有隔菌丝，典型帚形枝，双轮生，散在，少数为单轮生，有2～7个梗基，其上有2～6个瓶梗，顶端变窄。分生孢子椭圆形或球形，分生孢子链长微弯。如将该培养基置37 ℃，2周左右形成淡褐色膜样、湿润、有脑回样皱褶的酵母样型菌落。镜检可见圆形或椭圆形酵母样孢子及两端钝圆有分隔的腊肠形孢子。

从酵母相变为菌丝相较容易，只需要1～2天即长出帚状枝。而菌丝相转变为酵母相，要经过一个短棒状或畸形的过渡期，则需要3周以上。因为只有酵母型才有致病性，故不能过早决定是否为单相青霉菌而导致漏诊。

(二)致病物质与所致疾病

马内菲青霉侵入人体后，除引起局灶型感染外，主要引起广泛性、播散性感染。马内菲青霉主要侵犯单核-吞噬细胞系统，即肺、肝、肠淋巴组织、淋巴结、脾、骨髓、肾和扁桃体等，以肺及肝最为严重。临床表现为发热、畏寒、咳嗽、咳痰、消瘦、乏力、肝大、脾大及浅淋巴结肿大、皮疹、坏死性丘疹、皮下结节或全身多发性脓肿等。马内菲青霉是条件致病菌，免疫功能低下者易感染。马内菲青霉病患者多继发于恶性肿瘤、系统性红斑狼疮、糖尿病、结核等，尤其是在AIDS患者中有增多趋势，被认为是东南亚地区艾滋病患者最常见的机会性感染之一。

(三)微生物学检验

1.标本采集

采集痰、血液、脓液、皮损、腹水、骨髓、溃疡分泌物等标本。

2.直接显微镜检查

皮损刮片、溃疡分泌物等标本涂片，PAS染色后镜检，可见到球形、近球形、椭圆形、有明显横隔的细胞，常形成桑葚状细胞团位于巨细胞内。有时可见到细胞外粗细均匀、两头钝圆的腊肠状细胞。

3.分离培养

血液、骨髓穿刺液、腹水、脑脊液、支气管肺泡灌洗液等标本增菌后转种于2个沙氏培养基，皮损、痰直接接种于2个沙氏培养基，分别于25 ℃和37 ℃培养，每天观察菌落形态、产色素情况。

4.鉴定

本菌鉴定主要依据：①双相真菌；②直接镜检及病理检查找到典型的腊肠形、分隔的孢子；③菌落特征；④镜下帚状枝结构。

5.动物试验

将菌悬液接种小白鼠腹腔，1个月左右，小鼠肝、脾、肾、淋巴结发生病变，病变组织细胞内外可找到圆形、腊肠形、分隔的孢子，培养有马内菲青霉生长。

6.抗原检测

用荧光标记特异性抗体，通过ELISA定量检测患者尿中马内菲青霉抗原，由于操作简单、快速，常作为该病流行地区的常规诊断方法。

标本直接涂片检查时，注意与荚膜组织胞浆菌鉴别，虽然二者都是单细胞，但马内菲青霉孢子从不出芽，常有横膈。

(四)药物敏感性试验

马内菲青霉对伊曲康唑、特比萘芬、两性霉素B敏感。

七、荚膜组织胞浆菌

荚膜组织胞浆菌是Darling于1905年在巴拿马运河地区患者病灶中首先发现。1934年培养成功。在流行区，此菌可从土壤中分离出，人和动物都可被感染，传染性极大。全世界有30多个国家发现有组织胞浆菌病，1955年我国于广东发现首例患者。

(一)生物学特性

荚膜组织胞浆菌为双相型真菌。25 ℃培养，在沙氏培养基上菌落生长较慢，1周后方开始生长，初为无色、棉花样气生菌丝，后逐渐变成白色或淡灰白色菌落，背面淡棕黄色。在脑心浸液培养基上7～10天长出菌落，呈绒毛状或中央呈粉末状，初为白色，逐渐转成棕色。培养4周后镜检，可见细长的分枝有隔菌丝，在菌丝侧壁或分生孢子梗上有大量直径为 2～3 μm 的圆形或梨形、壁光滑的小分生孢子，同时可看到直径为 8～15 μm 的梨形或圆形、厚壁、有棘突、排列如齿轮状的大分生孢子（仅在沙氏培养基上形成），这是本菌特征，有诊断价值。37 ℃恒温培养，在脑心浸液琼脂培养基上菌落生长慢，3 周后方开始生长为表面光滑、湿润、暗白色酵母样菌落。镜下可见卵圆形、芽生或无芽生孢子。在沙氏培养基上菌落生长不良，甚至不生长。尿素酶试验阳性。

(二)致病物质与所致疾病

荚膜组织胞浆菌常经呼吸道传染，侵犯肺部引起急性肺损害，严重者可经血行播散而侵犯全身各脏器，主要累及单核-吞噬细胞系统，如骨髓、肝、脾等，也可出现其他临床症状及表现形式。荚膜组织胞浆菌引起的组织胞浆菌病主要有 3 种临床表现。①原发急性型：感染者可无临床症状，仅皮肤试验阳性，在一些流行区域（如北美洲）主要引起肺钙化；②慢性空洞型：虽引起较大的肺损害，但患者症状轻微或无临床症状，临床上常被误诊为肺结核；③严重播散型：全身任何器官均可受到损伤，尤其是单核-吞噬细胞系统，极少数患者可进展到此型。

(三)微生物学检验

1.标本采集

血液、骨髓、痰、胃液、皮肤及黏膜损害渗出物、脓液、淋巴结穿刺液、活组织及尸体解剖标本等。

2.直接显微镜检查

标本涂片后 PAS 染色镜检，如有感染可见到卵圆形、芽生、有荚膜的孢子，一端较尖，一端较圆，芽颈较细，位于大单核细胞或多核白细胞内。有时在细胞外，孢子较大，较多且聚集成群，甚至可见较短的菌丝。

3.分离培养

将标本接种于沙氏培养基和脑心浸液琼脂培养基各 2 份，分别置于 25 ℃和 37 ℃培养，观察丝状菌落和酵母样菌落，直到第 4 周。

4.鉴定

荚膜组织胞浆菌的主要特征有组织内为酵母相呈细胞内感染，双相型真菌的霉菌相与酵母相的转化，沙氏培养基上特征性的齿轮状大分生孢子。必要时，可通过脲酶试验阳性和明胶液化试验阴性进一步确诊。

5.动物试验

接种于小白鼠腹腔，2 周后死亡。取病变组织 PAS 染色后检查，可见大单核细胞内PAS阳性的卵圆形、有荚膜的孢子。

6.抗原检测

用荧光抗体染色直接检测荚膜组织胞浆菌多糖抗原，因敏感、特异性且快速，而被临床实验室普遍采用。最适于诊断播散型感染，约50%播散型患者的血和90%的尿中可检测到荚膜组织胞浆菌抗原。

7.血清学诊断

用补体结合试验、免疫扩散试验、乳胶凝集试验、固相放射免疫分析等检测血清中抗荚膜组织胞浆菌抗体，其中固相放射免疫分析敏感性最高，用于诊断轻度感染。补体结合试验阳性效价比其他一些试验出现稍晚，一般要在感染6周之后，但特异性和敏感性较好，发病23周时血标本检测阳性率可达90%以上，且有判断预后的价值。由于假阳性和假阴性的存在，在临床上动态观察抗体效价有4倍增高，可有助于确诊。

8.皮肤试验

用组织胞浆菌素做皮肤试验判断是否感染，通常感染后2～3周皮肤试验阳性，但此方法仅适于非流行区，尤适合儿童，不能用于流行区域内人群感染的诊断。

(四)药物敏感性试验

急性原发性组织胞浆菌病几乎都是自限性的，一般不需进行抗真菌治疗。慢性空洞型组织胞浆菌病治疗是针对提高呼吸功能而进行的，只有严重播散型组织胞浆菌病常很快发展成为致命性感染，病死率>90%，特别是艾滋病患者。两性霉素B或伊曲康唑对本病有效。

第三节　支原体检验

支原体是一群没有细胞壁、介于细菌与病毒之间、能在人工培养基中生长繁殖的最小的原核细胞型微生物，形态上呈高度多形性，最小个体直径为200 μm左右，可通过滤菌器。支原体最早从牛胸膜炎病灶的胸腔积液滤液中分出，当时称为胸膜肺炎微生物，以后从人体、家畜和禽类标本中先后发现此类微生物。由于它们能形成有分支的长丝，1967年正式命名为支原体。支原体可引起人类非典型肺炎、非淋菌性尿道炎等。

支原体迄今已分离到150余种，因其缺乏细胞壁，归属于柔膜体纲的支原体目。下分3个科：支原体科，生长时需从外界环境摄取胆固醇；无胆甾原体科，生长时不需外源性胆固醇；螺旋原体科，虽生长需要胆固醇，其特点是生长到一定阶段呈螺旋形。支原体科中又分支原体和脲原体2个属。支原体在自然界中分布十分广泛，多为腐生不致病，少数可引起人或动物的感染，主要存在于人体和动物的腔道黏膜上。寄居人体的支原体有16种，对人致病的主要是肺炎支原体、人型支原体、生殖器支原体、穿透支原体和解脲脲原体。支原体还经常污染细胞培养，给实验室病毒分离、单克隆抗体制备等工作带来一定困难。支原体可依据其对葡萄糖、精氨酸和尿素3种物质的利用情况不同进行初步分类(表10-2)。

表10-2 人类主要支原体生物学性状

支原体	分解葡萄糖	水解		吸附血细胞	致病性
		精氨酸	尿素		
肺炎支原体	+	−	−	+	肺炎支气管炎
解脲脲原体	−	−	+	+	泌尿生殖道感染
人型支原体	−	+	−	−	泌尿生殖道感染
生殖道支原体	+	−	−	−	泌尿生殖道感染
穿透支原体	+	+	−	+	多见于艾滋病

一、肺炎支原体

肺炎支原体(*Mycoplasma pneumoniae*，MP)是引起人类呼吸道感染的病原体之一。本病占非细菌性肺炎的1/3以上，常于秋季发病。患者中儿童和青年人居多，婴儿有间质性肺炎时应考虑支原体肺炎的可能性。

(一)生物学特性

肺炎支原体无细胞壁，仅有细胞膜，呈高度多形性，常见形态为球形、杆形及长丝形，有时可见分枝与星状体。革兰染色阴性，但不易着色，常用吉姆萨染色，呈淡紫色。电镜下可见支原体的细胞膜有3层：内外层为蛋白质和多糖的复合物，中层为脂质。脂质中胆固醇占36%，对保持膜的完整性具有一定作用，一端有一种特殊的末端结构，能使支原体黏附于呼吸道黏膜上皮细胞表面，与致病性有关。所有肺炎支原体株共同具有P_1蛋白和菌体蛋白，是肺炎支原体的主要特异性免疫原，是目前血清学诊断推选的主要抗原。

大多数肺炎支原体兼性厌氧，有些菌株在初分离时加入5% CO_2 生长更好，对低渗透压敏感，营养要求高于一般细菌，需加入20%马血清或小牛血清，多数支原体还需添加新鲜酵母浸液、组织液等。支原体繁殖较慢，在固体培养基上35 ℃培养2～3天，菌落中央的核心部分较厚、向下长入培养基，周边由透明颗粒组成的薄薄的一层贴在琼脂表面，呈油煎蛋菌落。

肺炎支原体的抗原性主要来自细胞膜，胞膜外层蛋白质是支原体的主要型特异性抗原，其抗原性常用生长抑制试验(growth inhibition test，GIT)与代谢抑制试验(metabolism inhibition test，MIT)鉴定。GIT是将吸有型特异性抗血清的滤纸片置于接种有支原体的固体培养基上，经孵育出现同型血清抑制该型支原体生长现象。MIT是将支原体接种在含有抗血清的葡萄糖(酚红)培养基中，若抗体与支原体型相对应，则抑制该支原体分解葡萄糖，酚红不变色。此两种方法可将支原体分成若干血清型。

因支原体无细胞壁，对青霉素、头孢菌素等作用于细胞壁的抗生素不敏感，对脂溶剂、去垢剂和石炭酸、甲醛等常用消毒剂敏感。4 ℃放置不超过3天，56 ℃很快灭活。对热、干燥非常敏感，冻干能长期保存。

(二)致病物质与所致疾病

肺炎支原体是支原体肺炎的病原体，主要侵犯呼吸系统。肺炎支原体黏附于黏膜上皮细胞的受体上，吸取宿主细胞的养料生长繁殖，同时释放有毒代谢产物如过氧化氢、核酸酶等使细胞受损。主要通过呼吸道传播，青少年易感，冬秋季较多见，引起间质性肺炎和急性支气管炎，占肺炎发病率的15%～20%，病理变化以间质性肺炎为主。

(三)微生物检验

1.标本采集

可取患者痰、咽拭子、鼻咽洗液、支气管分泌物等。因肺炎支原体有黏附细胞的作用，以拭子标本为好。支原体对热和干燥敏感，取材后应立即接种或置转运培养基中(蔗糖磷酸盐缓冲液)，4 ℃能保存72小时，－70 ℃或液氮能长期保存。

2.直接显微镜检查

革兰染色不易着色，电子显微镜观察无细胞壁，易与细菌鉴别。

3.分离培养

常用的培养基是以牛心消化液为基础，另加20%小牛血清及新鲜酵母浸液制成的液体或固体培养基。在含 5% CO_2 气体环境下培养，初分离时，一般 10 天左右长出菌落，呈致密圆形，常不出现油煎蛋状，需经数次传代后，菌落开始典型。肺炎支原体的分离阳性率不高，对临床快速诊断意义不大，但对流行病学调查有重要意义。

4.鉴定

主要靠形态染色、菌落特征、生化反应及特异性生长试验等。支原体在固体培养基生长有陷入培养基生长的趋势，经 7～10 天培养可形成细小的菌落，观察时最好用低倍显微镜或倒置显微镜。支原体的菌落多为中心致密凸起，四周浅薄，呈典型的油煎蛋菌落。用 Diene 染色，支原体菌落中心为翠蓝色，边缘浅蓝色，且不易褪色，其他细菌菌落不着色。肺炎支原体分解葡萄糖，不分解精氨酸，在含葡萄糖的液体培养基上生长产酸，使酚红指示剂变黄，尿素试验阴性。

支原体与细菌 L 形的区别：细菌 L 形也有多形性，也对低渗敏感，也可形成油煎蛋菌落，易与本菌混淆，但细菌 L 形在无抗生素等诱导因素作用下，可返祖为原菌，染色后易褪色，以此可鉴别(表 10-3)。

表 10-3 支原体和细菌 L 形的区别

性状	支原体	细菌 L 形
形状	多形性	多形性
大小	0.2～0.3 μm	0.6～1.0 μm
细胞壁	无	无
细胞膜	含胆固醇	不含胆固醇
菌落	油煎蛋状	油煎蛋状
通过滤器	能	能
遗传性	与细胞无关	与原细菌相同
回复成细菌	不能	能
对青霉素	不敏感	不敏感
致病性	支原体肺炎	慢性感染

5.免疫学检测

肺炎支原体的非特异血清学方法有肺炎支原体冷凝集试验与 MG 链球菌凝集试验，对支原体肺炎能起辅助诊断的作用。冷凝集试验是检测患者血清中冷凝集素的一种非特异性试验，其方法是将患者的稀释血清与 O 型 Rh 阴性红细胞在 4 ℃下做凝集试验。约 50%肺炎支原体感染者为阳性(效价≥1∶64)，效价越高或双份血清呈 4 倍以上升高，肺炎支原体近期感染的可能性越大。MG 链球菌凝集试验是一种非特异性凝集试验。肺炎支原体感染后，约 1/3 的患者血清中可出现能凝集甲型链球菌 MG 株的抗体，效价≥1∶20，而病毒性肺炎患者常无此抗体出现，故本试验有助于两者的鉴别。

有研究报道，肺炎支原体膜蛋白单克隆抗体和反向间接血凝法直接检测分泌物和体液中支原体抗原具有很高的特异度和灵敏度。人体感染肺炎支原体后，能产生特异性 IgM 和 IgG 类抗体。IgM 类抗体出现早，一般在感染后 1 周出现，3～4 周达高峰，以后逐渐降低。由于肺炎支原体感染的潜伏期为 2～3 周，当患者出现症状而就诊时，IgM 抗体已达到相当高的水平，因此，IgM 抗体阳性可作为急性期感染的诊断指标。若 IgM 抗体阴性，则不能否定肺炎支原体感染，需检测 IgG 抗体。IgG 较 IgM 出现晚，需动态观察，如显著升高提示近期感染，显著降低说明处于感染后期。

二、解脲脲原体

解脲脲原体（*Ureaplasma urealyticum*，Uu）也称溶脲脲原体，是 1954 年 Shepard 首先从非淋球菌尿道炎（NGU）患者的尿道分泌物中获得，因其菌落细小，故曾称为 T 支原体。按其分解尿素的特性命名为解脲脲原体。解脲脲原体是人类泌尿生殖道最常见的寄生菌之一，它与人类的多种疾病有关。

（一）生物学特性

解脲脲原体呈高度多形性，常见形态为球形、杆形及长丝形。革兰染色阴性但不易着色，吉姆萨染色呈紫蓝色。无细胞壁，细胞膜由 3 层薄膜构成，内、外两层由蛋白质组成，中层为类脂质。

体外培养营养要求很高，需要供给胆固醇和酵母，常用的基础培养基为牛心消化液，在液体选择培养基中 35 ℃培养 18～24 小时，因分解尿素使培养基变成红色；在固体培养基上 35 ℃培养2～3 天，形成细小（仅为 10～40 μm）、周边较窄的油煎蛋样菌落（需用低倍显微镜观察）。

解脲脲原体除脂多糖抗原和蛋白质抗原外，还有脲酶抗原，后者是解脲脲原体种特异抗原，可与其他支原体区别。解脲脲原体有 16 个血清型，其中以第 4 型引起疾病的频率最高。

解脲脲原体与其他支原体一样，无细胞壁，对渗透作用特别敏感，易被脂溶剂、清洁剂、乙醇、特异抗体和补体溶解。对热抵抗力差，对青霉素等作用于细胞壁的抗生素不敏感，常用于治疗并能获效的主要是大环内酯类、四环素类、林可霉素类及喹诺酮类等抗生素。

(二)致病物质与所致疾病

解脲脲原体主要引起人体泌尿生殖系统的感染,主要传播途径为性接触传播和母婴传播,多见于年轻性旺盛时期,尤多见于不洁性交后,与女性生殖健康关系最为密切。其致病机制可能与其侵袭性酶和毒性产物有关,解脲脲原体吸附宿主细胞后,可产生磷脂酶分解细胞膜中的磷脂,影响宿主细胞生物合成。尿素酶分解尿素产生氨,对细胞有毒性作用。产生 IgA 蛋白酶,可降解 IgA 形成 Fab 和 Fc,破坏泌尿生殖道黏膜表面 IgA 的局部抗感染作用,有利于解脲脲原体黏附于泌尿生殖道黏膜的表面而致病。解脲脲原体所引起的疾病最常见的是非淋菌性尿道炎,并被认为是非淋菌性尿道炎中仅次于衣原体(占 50%)的重要病原体。另外,解脲脲原体还可致子宫内膜炎、绒毛膜羊膜炎、自然流产、围生期疾病及死亡,也可引起肾盂肾炎、阴道炎和盆腔炎。

(三)微生物检验

1.标本采集

用无菌棉拭子或无菌试管取非淋菌性尿道炎患者的尿道分泌物,慢性前列腺炎患者经按摩后的前列腺液,原因不明不育症患者的精液,阴道炎与宫颈炎患者的炎性分泌物。

2.分离培养

应用选择鉴别培养基对解脲脲原体进行培养鉴定。将标本接种于含营养、尿素、精氨酸和酚红指示剂的培养基中(pH 6.3),标本如有解脲脲原体存在,35 ℃培养 24～48 小时,由于解脲脲原体生长,分解尿素产氨使培养基 pH 上升至 7.6～8.6,液体培养基颜色由橙黄色转变成红色可判定有解脲脲原体生长。解脲脲原体在液体中不出现菌膜,浑浊及沉淀生长现象,如培养基出现浑浊,表明有杂菌污染,不能报告解脲脲原体阳性羊水和血液等。

3.鉴定

解脲脲原体不分解葡萄糖和精氨酸,但可利用尿素,放出氨气,能吸附豚鼠及绵羊红细胞,四氮唑还原试验阴性。

4.血清学诊断

ELISA 不仅可以测定血清型别,还可测出 Ig 的类型(IgM、IgG),较敏感,特异性强,有早期诊断意义。

5.核酸检测

核酸检测可以部分脲酶基因的核苷酸序列为模板,合成相应的引物经体外扩增后,解脲脲原体 16 个血清型均见 460 bp 的 DNA 片段。通过对 PCR 产物的核酸杂交和序列分析,可将各种支原体鉴别分类。该法敏感率性高,但假阳性较高,故不适用于临床。

(四)药物敏感试验

配合使用鉴定、计数和药敏试验板,可同时对解脲脲原体进行鉴定、计数和多种抗生素的药敏测定。使用支原体分离培养药敏试剂盒进行支原体的分离培养及药物敏感试验时,可根据试剂盒使用说明书报告结果,但检测结果很大程度上依赖于标本的采集,所以一次阴性结果并不能确定没有感染;阳性结果指示泌尿生殖道支原体的存在,但并不能作为充分的临床诊断依据,临床的诊断需与临床症状相结合。

近年来,支原体对抗生素的耐药性问题已引起多方注意。滥用抗生素可能是导致支原体耐药的重要因素,体外药敏试验有助于指导临床合理用药,减少或防止耐药株的出现。

第四节 衣原体检验

衣原体是一类能通过滤菌器、严格细胞内寄生、有独特生活周期的原核细胞型生物。衣原体属是衣原体科唯一的一个属,包括沙眼衣原体、鹦鹉热衣原体、肺炎衣原体和猫心衣原体 4 个种。

一、生物学特性

衣原体具有以下共同特性:①有 DNA 和 RNA 两种类型核酸;②具有 LPS 和蛋白质所组成的细胞壁;③通过独特的生活周期,二分裂方式繁殖(类似细菌);④有核糖体;⑤有较为简单的酶系统,能进行一定的代谢活动;⑥对许多广谱抗生素敏感。

衣原体在宿主细胞内生长繁殖,有独特的生活周期,以两种发育类型存在:①原体(elementary body,EB)是衣原体胞外存在形式,圆形(直径为 0.25~0.35 μm),中央有一致密的拟核,有较致密而坚韧的细胞壁,是发育成熟的衣原体,Giemsa 染色呈紫色,具有高度的感染性;②网状体或称始体(initial body,IB),圆形(直径为 0.5~1.0 μm)或不规则形,中央成纤细的网状结构,无致密拟核，Giemsa 染色呈蓝色。始体为宿主细胞内的繁殖体，代谢活泼，不能在胞外存活，无感染性。

原体与易感宿主细胞表面的特异受体吸附后，通过吞噬作用进入细胞内，形成吞噬小泡，阻止吞噬溶酶体融合。原体在泡内细胞壁变软，增大形成网状体，RNA 增多。大约 8 小时后，始体二分裂增殖，在细胞膜包裹的空泡内聚集、扩增，即称为包涵体。于感染 18～24 小时后，网状体浓缩形成具有坚韧细胞壁的原体，最后细胞破裂释放原体，再感染其他细胞，开始新的发育周期。每个发育周期需 48～72 小时。

二、致病物质与所致疾病

沙眼衣原体分为沙眼、性病淋巴肉芽肿和鼠型 3 种生物变种。前两种生物变种自然宿主都是人，分别感染眼、生殖道、呼吸道及淋巴结，鼠型在鼠间传播。沙眼生物变种又可分为 12 个血清型（A～K），性病淋巴肉芽肿生物变种可分为 3 个血清型（L1～L3）。沙眼衣原体引起的生殖道感染是最常见的性传播疾病之一。在女性经常引起严重的并发症，包括宫颈炎、尿道炎、子宫内膜炎、盆腔炎、异位妊娠和不孕症。在生产过程中由母亲垂直传播给新生儿可引起眼结膜炎和新生儿肺炎；男性可引起尿道炎和附睾炎。至少 40％的非淋菌性尿道炎是由于衣原体的感染引起。在发展中国家，沙眼衣原体引起的眼结膜炎是主要致盲的原因。

鹦鹉热衣原体主要使动物感染，一般存在于动物肠道，由粪便排出污染环境，人偶尔接触被感染的动物而引起呼吸道疾病。

肺炎衣原体寄生于人类，主要引起青少年急性呼吸道感染，可引起肺炎、支气管炎咽炎和鼻窦炎等，起病缓慢，临床表现为咽痛、声音嘶哑等症状，肺炎衣原体慢性感染与急性心肌梗死和慢性冠心病的关系越来越引起人们的注意。

三、微生物学检验

（一）标本采集

沙眼和包涵体结膜炎患者，用拭子在结膜上穹隆或下穹隆用力涂擦，或取眼结膜刮片；沙眼衣原体尿道炎采样因其仅感染柱状及鳞-柱状上皮细胞，可取女性宫颈拭子，男性尿道拭子及男性尿液；性病淋巴肉芽肿患者采淋巴结脓汁，用肉汤或组织培养营养液适当稀释，以供分离。

（二）直接显微镜检查

由于衣原体在宿主细胞内出现包涵体，用光学显微镜观察有一定预诊意义，特别是在眼结膜、尿道及子宫颈上皮细胞内发现典型包涵体更有参考意义。但包涵体的检出对急性、严重的新生儿包涵体性结膜炎的诊断价值大,而对成人眼结膜和生殖道感染的诊断意义次之。

1.Giemsa 染色

标本涂片干燥后,经 Giemsa 染色镜检,原体染成紫红色,始体呈蓝色。此法简单易行,但敏感性较低。

2.免疫荧光检查

用直接法荧光抗体(DFA)染色检测上皮细胞内的典型衣原体抗原。

(三)分离培养与鉴定

1.细胞培养

分离衣原体的细胞有 HeLa-229 或 McCoy 细胞等,在装有盖玻片的小培养瓶中加入HeLa-229或 McCoy,加入 Eagle 液或 199 营养液、10%灭活小牛血清等,培养 24 小时使细胞长成单层。然后接种标本,经 37 ℃培养 72 小时后,取出盖玻片经吉姆萨染色或荧光染色,如标本中有沙眼衣原体染色后可见蓝色、深蓝色或暗紫色的包涵体。

2.鸡胚培养

所选鸡胚必须来自饲料中不加抗生素的养鸡场,而且种鸡应无衣原体的感染。培养后如卵黄囊膜涂片发现衣原体、连续传代鸡胚死亡,并经血清学鉴定为阳性者,即为阳性分离结果。

(四)其他检测方法

1.金标快速检测法

在检测卡的硝酸纤维膜的检测线上固定有抗衣原体属特异性抗原 LPS 的单克隆抗体,对照线上固定有抗鼠 IgG 的抗体,处理后的样品首先与结合了抗衣原体单克隆抗体的胶体金颗粒混合,并靠毛细管作用向检测线移动。如果样品中含有衣原体则可形成双抗体夹心免疫复合物,并聚集在检测区形成一条红线。无此红线则表示样品中无农原体存在,无论样品中有无衣原体存在,对照区总应该出现一条红线,表示检测系统工作正常。对女性子宫颈棉拭、男性尿道棉拭或尿液标本,采用此法可直接定性地检测衣原体抗原,用于诊断衣原体感染。

2.核酸检测

(1)PCR:检查尿道和宫颈拭子、初段晨尿等标本中特异性 DNA 片段。此法敏感性较高,临床慎用。

(2)核酸杂交:用[125]I标记的沙眼衣原体rDNA探针检测宫颈标本的衣原体,该法检测只需1小时,且无放射危害,其敏感性和特异性与细胞培养相比分别为82.8%和99.4%。

四、药物敏感性试验

可采用四环素类药物(常用的有四环素、多西环素、米诺环素)、大环内酯类药物(常用的有红霉素、琥乙红霉素、罗红霉素、阿奇霉素)和喹诺酮类药物(常用的有氧氟沙星、左氧氟沙星)及大观霉素、克林霉素、克拉霉素等治疗衣原体感染,疗程为1～2周。

第五节　立克次体检验

以16S RNA基因序列为依据,对引起人类疾病的立克次体进行新的分类,可分为5个属,分别为立克次体属、柯克斯体属、东方体属、埃立克体属和巴尔通体属。立克次体属又分为2个生物群,即斑疹伤寒群和斑点热群,斑疹伤寒群又含普氏立克次体和莫氏立克次体。

一、生物学特性

立克次体的共同特点:①大小介于细菌与病毒之间,光镜下呈多形性,主要为微小的杆状或球杆状,革兰阴性;②除少数外,全是专性活细胞内寄生;③菌体内同时含有DNA和RNA两类核酸物质;④以二分裂方式进行繁殖。

立克次体在电子显微镜下可见细胞壁和细胞膜。细胞壁结构包含双层磷脂组成的外膜、肽聚糖及由蛋白质、脂类和多糖组成的其他层次,不含磷壁酸,与革兰阴性菌的细胞壁相似;胞质内有核糖体和核质,无核膜与核仁。常用的染色方法有Giemsa、Macchiavello和Gimenez染色。

除罗沙利马体可在没有活细胞的人工培养基上生长繁殖外,立克次体必须寄生在或细胞体内,不能在无细胞的培养基上生长,因为酶系统不完善,不能独立地进行新陈代谢,必须借助宿主细胞的中间代谢物质转成其本身所需要的物质和能量。常用的培养方法有动物接种、鸡胚卵囊内接种及组织细胞培养等。细胞培养通常需要3～4天,一般对细胞的选择并不严格,可以在鸡胚、哺乳动物和节肢动物等多种类型的细胞中生长。

在立克次体的细胞壁上有群和特异性抗原(脂多糖蛋白的复合物),用凝集反应和补体结合反应可以测定。某些立克次体还具有耐热耐碱的多糖类抗原(又称X抗原),与部分变形杆菌菌株有共同抗原,可发生交叉反应,因此可利用这些变形杆菌代替有关立克次体做凝集反应,以检查人或动物血清中的相应抗体,这种交叉凝集反应称为外-斐反应。

二、致病物质与所致疾病

立克次体大多是人畜共患病原体,引起人类发热和出疹性疾病。大多以节肢动物为传播媒介或储存宿主。

(一)斑疹伤寒

普氏立克次体是流行性斑疹伤寒的病原体,它常以人虱为媒介在人群中进行传播,往往引起大流行。它能使患者发生立克次体血症,引起高热、剧烈头痛和全身斑丘疹,故所致疾病称斑疹伤寒。人感染普氏立克次体后,经2周左右的潜伏期,骤然发病,主要症状为高热、头痛、皮疹,有的伴有神经系统、心血管系统等症状和其他实质器官的损害。莫氏立克次体以蚤为媒介,引发地方性的鼠型斑疹伤寒。

(二)伯氏柯克斯体

引发Q热。传染源为受染的牛、羊等家畜,传播媒介是蜱。受染动物的排泄物污染环境后,人类通过直接接触、消化道或呼吸道途径感染。Q热除斑疹伤寒的临床表现外,肝炎及肺炎是其临床特征。

(三)恙虫病立克次体

恙虫热立克次体属于东方体属,是恙虫病的病原体,在恙螨和许多动物中广泛存在,具有典型的自然疫源性。人、家畜和兔、猴等野生动物被含恙虫热立克次体的恙螨叮咬后感染。恙虫热立克次体侵入人体后,随着血流播散,在血管内皮细胞即单核-吞噬细胞系统中繁殖,经10～14天潜伏期,突发高热、淋巴结肿大和皮疹,尚有神经系统的中毒症状(如头痛、头晕、抽搐、昏迷等)、循环系统中毒症状(心肌炎、血压下降等)和其他器官(肝、肺、脾)损害的症状。

三、微生物学检验

(一)标本采集

1.患者血液标本

立克次体病的发热期均有立克次体血症存在,因此血液为最常用的分离标本。在发病初期或急性期较易检出立克次体。因此，患者于病程第一周内，尽量争取在使用抗生素前采血，立即在患者床侧接种动物或培养基。倘在发病1周后采血，最好使血液凝固，留血清供血清学诊断，再将血块制成20%～50%悬液接种，以避免血清中可能存在的抗体或抗生素。作血清学诊断时，则需在病程早期及恢复期分别采集血液标本，作双份血清试验。

2.活检或尸检材料

肺、肝、脾、淋巴结、心瓣膜赘生物等标本，除制作印片供直接检查及一部分固定做病理检验外，分别研磨加稀释液制成10%～20%悬液，低速离心后取上清接种。若考虑标本可能有细菌污染，可加青霉素500～1 000 U/mL，室温作用半小时。

（二）直接检查

1.免疫学直接检测

皮肤活检标本的冷冻切片或甲醛固定、石蜡包埋、切片，使用荧光标记的抗立克次体单克隆或多克隆抗体，DFA法染色切片。

2.PCR

编码17000脂蛋白基因是所有致病性立克次体种的共同靶基因，其扩增的DNA片段长度为231 bp。此外，枸橼酸合成酶、16 S rRNA或*OmpA*基因也是常用的靶基因。

（三）分离培养

立克次体的分离培养需要在BSL 3级实验室进行。仅极少数特殊实验室能够进行立克次体培养分离。传统的接种豚鼠、小鼠和鸡胚卵黄囊等方法已被细胞培养取代。细胞系包括Vero、L929和MRC-5等。方法为离心培养法。肝素抗凝血浆标本立克次体培养的阳性率最高。

（四）鉴定

使用抗立克次体群、种特异性单克隆抗体，IFA荧光染色法鉴定，具有较高的特异性。

（五）血清学诊断

大多数临床实验室依靠血清学进行立克次体感染的诊断。IFA为血清学金标准，其他血清学方法有胶乳凝集法、EIA、免疫印迹法。变形杆菌菌株（OX_2、OX_{19}、OX_k）抗原与立克次体存在交叉抗原，将其用于检测立克次体抗体的血清凝集试验，称为外-斐反应。外-斐反应是立克次体感染诊断使用最广泛的血清学试验，但其敏感性和特异性均较差。因此，如有条件，应当使用更为准确和敏感的IFA方法。

四、药物敏感性试验

氯霉素、四环素、多西环素（强力霉素）等对各种立克次体病均有相当疗效。由于这些抗生素仅能抑制立克次体的繁殖，而不能将其全部杀灭，因而某些立克次体病用药后的复发可见增多，但不同株间可有明显差别。

参考文献

[1] 杨云山.现代临床检验技术与应用[M].开封:河南大学出版社,2022.
[2] 贾天军,李永军,徐霞.临床免疫学检验技术[M].武汉:华中科技大学出版社,2021.
[3] 谭超超.检验医学与临床诊治典型实例分析[M].长沙:湖南科学技术出版社,2022.
[4] 朱光泽.实用检验新技术[M].北京:中国纺织出版社,2021.
[5] 唐恒锋.实用检验医学与疾病诊断[M].开封:河南大学出版社,2021.
[6] 迟延芳,董广云,贺姗姗,等.精编医学检验学[M].哈尔滨:黑龙江科学技术出版社,2021.
[7] 黄华.新编实用临床检验指南[M].汕头:汕头大学出版社,2021.
[8] 孙艳霞,韩东,曲柳静,等.现代医学检验技术进展[M].青岛:中国海洋大学出版社,2021.
[9] 向焰.当代检验医学与检验技术[M].哈尔滨:黑龙江科学技术出版社,2020.
[10] 隋振国.医学检验技术与临床应用[M].北京:中国纺织出版社,2019.
[11] 秦静静.现代医学检验技术[M].哈尔滨:黑龙江科学技术出版社,2020.
[12] 辛叶.新编医学检验技术[M].沈阳:沈阳出版社,2021.
[13] 袁丽娟.医学检验学基础与实践[M].北京:科学技术文献出版社,2020.
[14] 李新阳.医学检验技术与临床应用[M].南昌:江西科学技术出版社,2020.
[15] 吕玉红.新编医学检验诊断学[M].天津:天津科学技术出版社,2020.
[16] 高洪元.免疫学检验理论与临床研究[M].西安:陕西科学技术出版社,2021.
[17] 陈开森.医学检验与疾病诊断[M].北京:科学技术文献出版社,2020.
[18] 杜伟鹏.医学检验学诊断应用[M].哈尔滨:黑龙江科学技术出版社,2019.
[19] 王瑶.现代临床医学检验诊断[M].北京:中国纺织出版社,2020.
[20] 李俊华.新编临床医学检验[M].天津:天津科学技术出版社,2020.

[21] 崔巍.医学检验科诊断常规[M].北京:中国医药科技出版社,2020.
[22] 江利青.临床医学检验诊断[M].北京:科学技术文献出版社,2020.
[23] 孙玉鸿,郭宇航.医学检验与临床应用[M].北京:中国纺织出版社,2020.
[24] 肖光文.实用医学检验应用学[M].天津:天津科学技术出版社,2020.
[25] 蒋小丽.临床医学检验技术与实践操作[M].开封:河南大学出版社,2020.
[26] 张灿,李云晖,王红.医学检验学[M].昆明:云南科技出版社,2020.
[27] 朱中元.医学检验技术与管理[M].长春:吉林科学技术出版社,2020.
[28] 扈新花.新编临床医学检验[M].北京:科学技术文献出版社,2020.
[29] 安倍莹.现代医学检验技术与临床应用[M].沈阳:沈阳出版社,2019.
[30] 曾现珍.医学检验与疾病诊断[M].哈尔滨:黑龙江科学技术出版社,2020.
[31] 王静.临床医学检验概论[M].北京:科学技术文献出版社,2020.
[32] 徐龙强.临床医学检验技术[M].北京:科学技术文献出版社,2020.
[33] 刘铁.医学检验与实验诊断[M].南昌:江西科学技术出版社,2020.
[34] 刘玲.当代临床检验医学与检验技术[M].长春:吉林科学技术出版社,2020.
[35] 李志城.医学检验临床分析[M].北京:科学技术文献出版社,2020.
[36] 陈杰,张恒恒,张伟龙,等.血液检验红细胞参数在贫血鉴别诊断中的应用研究[J].基层医学论坛,2022,26(16):92-94.
[37] 马丽凤.血常规红细胞各项参数检验在缺铁性贫血诊断中的检验价值分析[J].中国现代药物应用,2022,16(6):81-83.
[38] 范庆坤,李玲,杜佳,等.凝血检验自动审核问题与对策[J].检验医学,2022,37(6):596-600.
[39] 徐丹丹.外周血细胞形态学检查在血常规检验中的临床应用效果[J].中国医药指南,2022,20(13):111-113.
[40] 张赫男.质量控制管理对微生物检验结果的影响分析[J].中国冶金工业医学杂志,2022,39(6):744.